초보자를
위한
단학

초보자를 위한 단학

| 윤홍식 지음 |

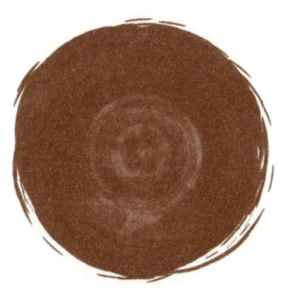

봉황동래

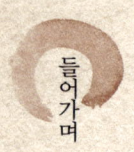
들어가며

1984년 『소설 단丹』이 출간된 이래로 우리나라의 단학丹學 인구는 엄청난 발전을 보인 것이 사실입니다. 특히 요즘에는 우리 고유의 호흡법에 중국식 호흡법, 거기에 인도나 서양을 통해 들어온 각종 요가법과 명상법까지 더해져, 한마디로 단학과 명상의 최첨단을 걷는 느낌입니다.

그러나 20년이 지난 지금 외형적 성장만큼 내실 있는 단학수련이 이루어졌는가를 살펴본다면, 아직은 미지수라는 것이 정확한 현실이 아닌가 합니다. 단학수련의 바른 법에 대해서조차 의견이 분분하며 각기 일파를 이루고 있는 실정이니 말입니다.

단학수련법에 대해서 각 파마다 의견이 분분하나, 조선시대의 대표적 단학서인 북창 정렴 선생의 『용호비결龍虎秘訣』과, 그 맥을 잇는 봉우鳳宇 권태훈權泰勳 선생님의 『봉우수단기鳳宇修丹記』가 우리 백두산족 고유의 호흡법을 가장 잘 설명하는 정통 수련법이라는 것이 '홍익학당'의 입장입니다.

홍익학당의 여러 동지 분들은 이 법으로 오랜 세월 단학을 수련해 온 분들로서, 수련의 고충과 애환을 누구보다 잘 알면서 자신들의 수련을 더욱 정밀하게 하고자 노력하고, 또한 자신들이 맛본 단학수련의 참맛을 널리 알리고자 노력하시는 분들입니다.

'홍익학당'은 "각자의 양심을 계발하여 홍익인간弘益人間을 실천하자!"는 모임입니다. 단학의 궁극적인 목적도 나와 남을 모두 이롭게 하자는 홍익인간 이념의 구현일 뿐입니다. 그러기에 '홍익학당'이라고 부르게 되었습니다. 올바른 단학수련을 통하여, '정精(육체)·기氣(기운)·신神(정신)'을 수련하고 연구하여, 본래의 참나·양심을 각성하고, 나와 남의 바른 관계를 정립하자는 것이 저희 모임의 취지입니다.

이러한 '단학법'의 근원은 바로 백두산족의 대황조大皇祖(겨레의 큰 할아버지)이신 환웅이라는 것이 우리의 생각입니다. 이렇게 볼 때 단학의 수련은 개인의 자아실현은 물론, 남북의 대치 상황을 지혜롭게 해결하고, 우리 겨레의 웅지를 다시 펴야 하는 현 시대의 요청과도 맞아 떨어진다고 봅니다.

　국조이신 환웅께서 전해주신 이 '단학법'은 홍익인간을 이 땅에 현실화시키는 첩경이 된다고 여겨집니다. 각자가 바른 호흡법을 통하여 자신의 본성을 다시 밝혀낼 때 (『삼일신고三一神誥』에서 말하는 성통性通), 나라와 겨레와 인류를 위한 진정한 공덕을 완수할 수 있으니(功完), 공덕이란 바로 '홍익인간 이념'을 현실화시키는 것입니다. 이것이 우리 백두산족이 바라보는 인생의 궁극적인 경지입니다. 나와 남이 모두 더불어 지극한 복락을 누리자는 인류의 이상인 것입니다.

　현재는 단학 인구가 몇백만에 이름에도 불구하고, 단학에 대한 검증되지 않은 여러 신종 기법들이 난무하고 있습니다. 이러한 중요한 시기에 국조 환웅께서 전하신 바른 호흡법을 다시 정립하고, 누구나 배우기 쉽게 안내하자는 염원이 이 책을 출간하게 된 계기가 되었습니다.

호흡법을 잘못 수련한다면, 그 육신과 정신에 미치는 영향이 너무도 크기에 심각한 후유증에 시달릴 수 있습니다. 그러나 우리에게는 지난 몇백 년간 검증된 우리 민족의 탁월한 호흡서가 있습니다. 바로 『용호비결』입니다. 이렇게 훌륭한 단학서의 정종正宗을 가진 우리 민족이 단학 때문에 힘들어한다는 것은 말이 되지 않습니다.

단지 안타까운 것은, 이 『용호비결』이 난해한 한문으로 되어있어서 그 친절한 지도가 현대인들에게 쉽게 와 닿지 않는다는 것인데, 이를 최대한 현대인에게 이해되도록 설명함으로써, 잡기에 빠져서 단학의 본령을 잃게 만드는 현대의 각종 수련법의 잘잘못을, 수련자 본인이 스스로 검증할 수 있도록 돕자는 것입니다.

이 책은 『용호비결』 중에서도 초보적 수련자에게 도움이 되는 긴요한 부분을 중심으로 하여, 최대한 쉽고 상세하게 설명하고자 노력했습니다. 아무쪼록 단학수련을 이미 하시는 분들이나, 이제 단학수련을 시작하시려는 분들께 많은 도움이 되기를 바랍니다. 혹 수련하다가 미심쩍거나 의문이 나는 부분이 있으면, 언제든지 '홍익학당'에 문의해주십시오.

뒤에 실린 '도인법導引法'은 신체의 막힌 기혈氣血들을 풀어주어 그 순환을 원활하게 해주는 동작들인바, '호흡법'과 더불어 잘 활용하시면 수련에 많은 도움이 될 것입니다. 또한 조선 선비들의 단학수련에 대한 기록과 여러 단학경전들은, 수련이 진척됨에 따라 자신의 몸에 일어나는 현상을 옛사람들의 경험담을 통해 검증해 보아 오류를 줄이자는 의도에서 실은 것이니 참고하시기 바랍니다.

 끝으로 원고를 꼼꼼하게 검토해준 안현님과 종원이와 병문이, 녹취를 도와준 박우성님, 그리고 도인법 촬영에 협조해준 이훈식님, 김상호님, 송진일님, 주태랑님께 감사드립니다. 또한 홍익학당의 든든한 버팀목이 되어주시는 모든 회원분들께도 감사의 인사를 전합니다.

2014년 12월 홍익학당 대표 윤홍식

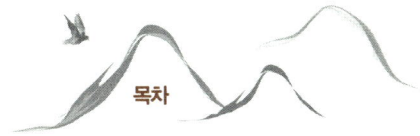

목차

들어가며 … 4

I 단학의 기초이론

1. 단학이란? … 16
2. 단학의 연원 … 21
3. 혼원일기 … 30
4. 정기신 精氣神 … 36
5. 형이상학과 형이하학 … 44
6. 지감, 조식, 금촉 … 61
7. 상단전, 중단전, 하단전 … 69
8. 소주천과 대주천 … 73
9. 『용호비결』의 수련체계 … 80
10. 단학의 효과 … 83

Ⅱ 단학의 수련체계

1. 폐기, 기운을 모아라 … **90**
   1. 바른 원願 세우기 … **93**
   2. 수련의 자세 … **95**
   3. 호흡에 집중하기 … **100**
   4. 호흡을 고르게 하기 … **113**
   5. 단전에 기운을 모으기 … **119**
   6. 소주천 완성하기 … **123**
   7. 원신(참나)의 현존을 체험하기 … **127**

2. 태식, 태아의 숨결을 회복하라 … **144**
3. 주천화후, 온몸에 열기를 돌려라 … **154**

Ⅲ 질의응답

1. 유불선의 정신수련법에도 호흡법이 있습니까? … **164**
2. 유불선 정신수련법의 핵심은 무엇입니까? … **169**
3. 한국의 선도와 중국의 도교의 차이점 … **171**
4. 단학과 다른 명상법과의 차이는 무엇인가요? … **174**
5. 조식에서 호흡의 길이를 맞추어야 하는 이유는? … **176**
6. 우도右道와 좌도左道의 구분 … **178**

7. 폐기량은 어떻게 측정을 하는 것인가요? … **180**

8. 구체적인 폐기의 방법이 있습니까? … **182**

9. 폐기량과 소주천, 대주천의 관계 … **184**

10. 호흡과 현상이나 투시의 관계 … **186**

11. 화후의 구별 … **189**

12. 조선 단학법의 주천행로와 중국 도가와의 차이 … **191**

13. 원신과 양신陽神의 차이 … **194**

14. 인과법칙을 단학 수련자는 어떻게 이해해야 할까요? … **196**

15. 기운이 주천의 정규 행로에서 탈선할 때의 대처 … **202**

16. 수련 중 두 팔이나 몸이 저절로 움직이는 경우 … **203**

17. 단학 수련 중에 몸의 느낌이 완전히 사라진 경험 … **205**

18. 시계 소리에 호흡이 끊기는 느낌이 들 때 … **207**

19. 졸음을 극복하는 방법 … **208**

20. 상기上氣를 해결하는 방법 … **210**

21. 지식止息의 문제점 … **212**

22. 잡념을 처리하는 방법 … **214**

Ⅳ 조선 선비들의 단학수련

1. 목은 이색의 단학시 … **218**

2. 매월당 김시습의 단학론 … **221**

3. 한훤당 김굉필의 호흡수련 … **226**

4. 추강 남효온의 단학시 … **228**

5. 허암 정희량의 단학시 … **230**

6. 화담 서경덕의 단학시 … **232**

7. 퇴계 이황의 호흡수련 … **234**

8. 남명 조식의 원신元神각성 … **236**

9. 남명 조식의 단학론 … **240**

10. 하서 김인후의 단학시 … **243**

11. 율곡 이이의 원신元神각성 … **247**

12. 율곡 이이의 원기元氣배양 … **250**

13. 허균의 조식법 … **253**

14. 택당 이식의 조식법 … **255**

15. 이재 황윤석의 단학시 … **257**

16. 담헌 홍대용의 태식론 … **259**

Ⅴ 도인법

1. 손-팔 … **262**
2. 머리 … **265**

3. 목-어깨 … 269

4. 가슴-배-허리 … 273

5. 다리-발 … 276

Ⅵ 단학경전

1. 천부경天符經 … 280

2. 삼일신고三一神誥 … 300

3. 용호비결龍虎秘訣 … 318

4. 고상옥황심인경高上玉皇心印經 … 346

5. 심경心經 … 352

6. 지도심요장至道深窈章 … 357

7. 도이성입장道以誠入章 … 359

8. 대통경大通經 … 363

9. 고상옥황태식경高上玉皇胎息經 … 366

10. 입약경入藥鏡 … 368

Ⅶ 단학 호흡법 강의

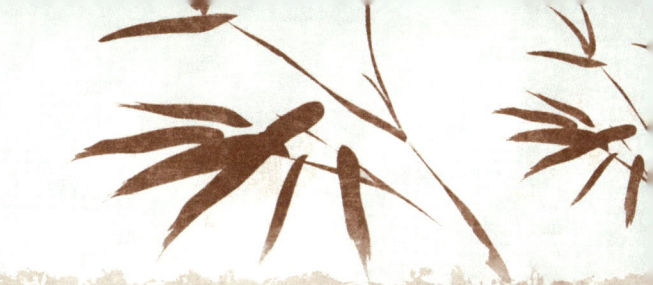

I
단학의 기초이론

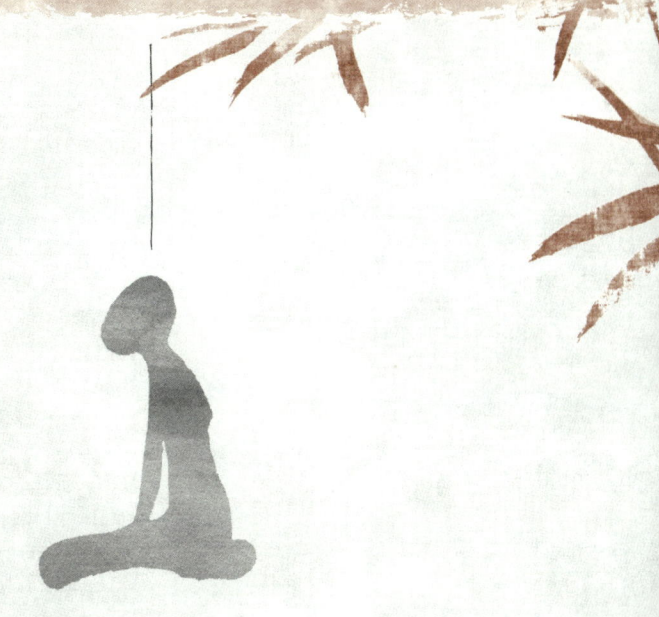

1

단학이란?

'단학丹學'이란 사람이 깨어있는 마음으로 호흡을 고르게 하여(調息), 자신의 본래의 모습을 온전히 되찾기 위한 정신수련법입니다. 호흡을 고르게 한다는 것은, 들숨과 날숨을 그 길이나 굵기에 있어

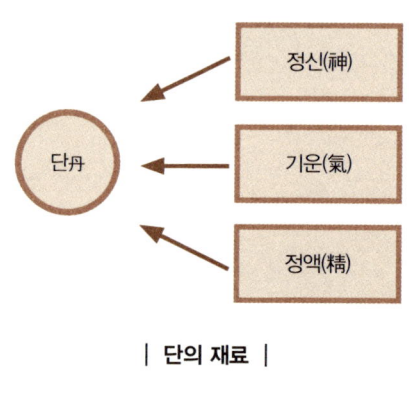

| 단의 재료 |

서 균등하게 조절하여 음양을 고르게 한다는 의미입니다. 고르게 들이쉬고 내쉬다 보면 기운이 음양의 균형을 회복하게 되고, 호흡이 점차 깊어지다 보면 기운의 본래 모습(순수한 에너지, 원기元氣)을 회복하게 됩니다. 기운이 본래의 모습을 되찾게 됨에 따라 인간의 정신 또한 본래의 모습(순수한 의식, 원신元神)을 온전히 회복하게 됩니다.

이렇게 회복된 '원기元氣'(원기의 응집된 형태인 원정元精을 포함)와 '원신元神'의 참다운 결합에 의해 생겨난 정기신 합일체를 '단丹'이라고 합니다. 단丹이라는 글자를 분석해 보면 일日과 월月이 합해져서 이루어진 글자입니다. 여기서 해(日)는 원신元神(火·용)을 말하고, 달(月)은 원기元氣(水·호랑이)를 말하는 것입니다. 다만 여기서 말하는 '용호龍虎'(용은 오행 중 목木이니 양陽이며, 호랑이는 오행 중 금金이니 음陰에 해당함)

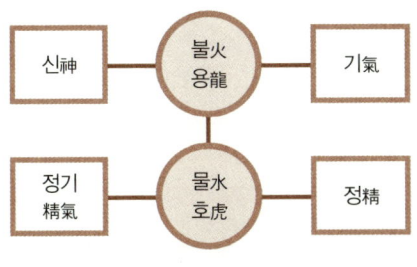

| 용과 호랑이의 의미 |

는 너무 일의적으로만 파악할 필요는 없으니, '원기元氣'와 '원정元精'의 관계에서 보면 원기는 용과 화火가 되고 원정은 호랑이와 수水가 됩니다.

조선시대 대표적인 단학서의 제목이 『용호비결』인 것도 이러한 이유 때문입니다. '단丹'이라는 글자를 일월日·月의 합성자(日+月=丹)라고 볼 때, 밝을 '명明'자와 동일한 의미를 지닌다고 할 수 있습니다. 즉 단학은 선천적인 밝음을 되 밝히고자 하는 학문입니다.

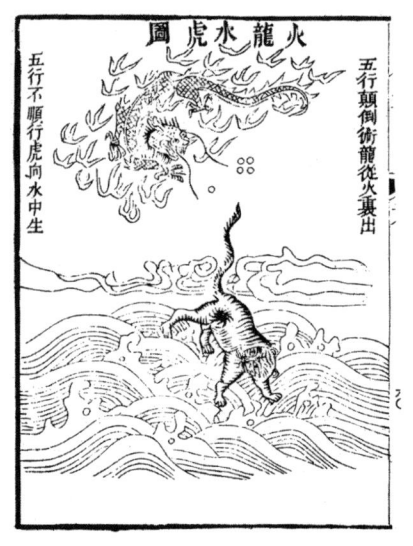

| 용과 호랑이, 『성명규지性命圭旨』 |

유교의 경전 중 『대학大學』에서 "대학의 길은 선천적으로 광명한 덕(양심·참나)을 후천적으로 다시 광명하게 밝히는 것에 있다."(大學之道 在明明德)라고 하였듯이, 결국 단학이라는 것도 우리의 광명한 선천적 정기신(참나)을 다시 후천적으로 밝혀내자는 학문일 뿐입니다. 한마디로 단학이란 깨어있는 정신과 고른 호흡(調息)을 통하여, 선천적 정기신을 온전히 합일시켜 우리의 본래 모습인 단丹(광명한 참나)을 밝혀내는 공부법을 말한다고 볼 수 있습니다.

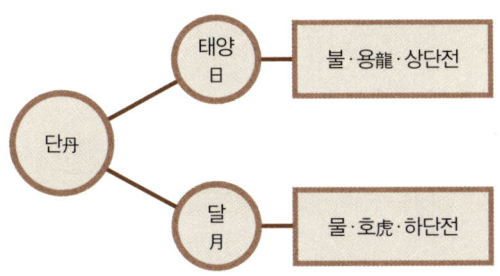

| 용호의 합일을 통한 내단 생성 |

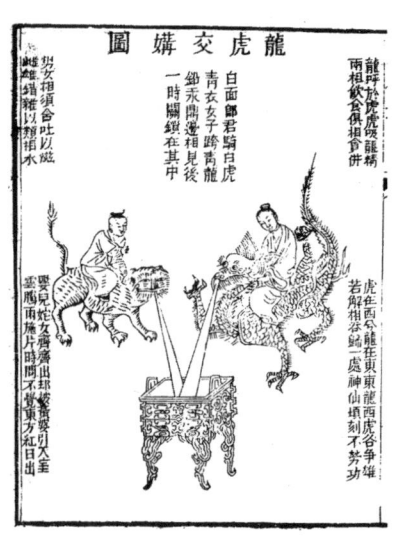

| 용과 호랑이의 합일, 『성명규지性命圭旨』 |

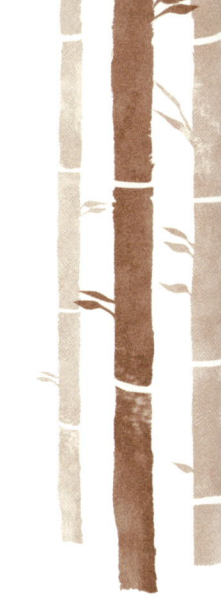

② 단학의 연원

　사람들은 언제부터 단학을 시작했을까요? 아마도 인류가 존재한 이후, 내쉬고 들이쉬는 '호흡의 조절'에 관심을 가지면서부터가 아닐까 합니다. 그러나 지금 우리가 호흡법으로 익히는 '조식법'(들숨과 날숨을 조절해서 자신의 본래의 정신을 되 밝히는 방법)은 대략 일만 년 전 우리 국조이신 환웅(대황조大皇祖, 즉 우리 백두산족의 큰 조상)께서 내려주신 것으로 전해옵니다.

　전해오는 말에 의하면, 겨레의 위대한 조상이자 스승이신 환웅께서는 일만 년 전 지구상의 큰 개벽이 지나간 뒤, 짐승과 같은 삶을 살고 있던 당시 사람들에게 '천부인天符印'(원○·방□·각△)을 가지고,

천지인天地人의 근원(혼원일기·無)과 하늘(ㅇ)·땅(ㅁ)·사람(△)이 나누어지게 된 이치를 전해주셨다고 합니다. 또한 인간으로 천지를 하나로 아우르고 서로 사랑해야 한다는 '홍익인간弘益人間' 이념과, 그 구체적 방법론인 지감止感·조식調息·금촉禁觸의 공부법을 가르쳐 주셨다고 합니다.

둥근 모양으로 상징되는 하늘(ㅇ)과 사방으로 모난 땅(ㅁ), 그리고 하늘과 땅의 중간에 위치한 삼각형 모양의 사람(△)이 나뉘는 이치에 대한 가르침은 현재 『천부경天符經』으로 전해오며, 우주의 근원인 혼원일기에 대한 고찰과 홍익인간의 구체적 방법론인 지감·조식·금촉의 방법론은 후에 문헌화되어 『삼일신고三一神誥』로 전해옵니다.

대황조께서 가르치시던 심법이 단군시대를 거쳐 현재까지 전해지는 것이, 백두산족의 대표적인 바이블인 『천부경』과 『삼일신고』입니다. 『천부경』의 "사람의 본래의 마음은 본래 태양처럼 광명하다."(本心本 太陽昻明)는 가르침과, 『삼일신고』의 "자신의 본성에서 그 씨알을 구하라. 하느님이 너희의 머릿골 속에 이미 내려와 계신다."(自性求子 降在爾腦)는 가르침이야말로 백두산족 정신수련법의 최고 요결입니다. 하느님의 신성을 다른 곳에서 찾지 말고 자신의 내면에서 구하라는 가르침, 이것이야말로 정신수련의 최고 요결이 아닐 수 없습니다.

우리의 머릿골에 내려와 계신 하느님 즉 '참나'를 다시 찾고, 하느님의 지혜와 자비와 힘을 얻는 구체적인 방법론을, 『삼일신고』에서는 3가지 방법(三法)으로 제시하고 있습니다. 그것은 ① "마음을 고요히 하라!"(지감止感) ② "숨을 고르게 쉬어라!"(조식調息) ③ "오감을 절제하라!"(금촉禁觸) 입니다. 대황조께서 강조하신 참나를 되찾는 비결은, 마음을 다스리고, 호흡을 다스리고, 오감을 다스리라는 것뿐입니다. 이렇게 '몸·기운·마음'을 함께 닦아, 인간으로서 육체적, 정신적 한계를 극복하고, 지혜롭고 자비롭고 성스러운 경지에 이르자는 것이 '단학수련법'입니다.

대황조님께서 가르치신 이 단학수련법들은 널리 중국에까지 퍼져 중국 도가사상의 근원이 되었습니다. 중국 도교의 유명한 경전인 갈홍葛洪의 『포박자抱朴子』에는 "옛날 황제黃帝가 동쪽으로 청구靑丘 땅에 와서, 풍산을 지나다가 자부紫府 선생을 만나 『삼황내문三皇內文』을 받았다."라는 이야기가 전해옵니다. 중국 도가의 시조인 황제가 우리 고조선 청구 땅에 와서 정신수련법과 학술을 배워갔다는 것입니다.

그리고 중국 단학의 최고 바이블인 『참동계參同契』가 탄생하게 된 배경에 대해서도, "위백양은 장백산에서 노닐면서 우연히 진인眞人을 만나, 수은과 납의 원리와 용과 호랑이의 기틀에 대한 가르침을 듣고, 마침내 18장의 『참동계』를 지어 대도를 논했다."라는 글이, 송宋나라 때 증조曾慥가 편찬한 『도추道樞』에 전해옵니다. 이렇게 볼 때 정기신을 함께 닦는 수련법인 '단학'의 근원이 우리 백두산 겨레였음을 분명히 알 수 있습니다.

대황조님께서 전해주신 단학수련법은 복희伏羲, 신농神農 등 백두산족의 단군檀君(밝은 임금)들을 통해 우리 겨레에 다시 전해지게 되었습니다. 우리 선조들은 대황조님 이래 여러 단군을 거쳐 전해오던 이 법을 이용하여, 본래의 본성을 되찾아 나라에 그 책임을 다해왔습니다. 우리나라에 현존하는 최고의 단학비결서인 조선시대 북창北窓 정렴鄭磏(1506~1549) 선생의 『용호비결龍虎秘訣』은, 이렇게 뿌리 깊게 내려오던 백두산족 수련법의 큰 결실입니다.

마음을 다스려서 우리의 '정신'(神)을 각성시키고, 호흡을 다스려서 우리의 '기운'(氣)을 씩씩하게 하고, 오감을 다스려서 우리의 '정액'(精)을 충만하게 하자는 것을, 누구나 알기 쉽게 가장 체계적으로 설명한 단학서가 바로 『용호비결』입니다. '호흡'을 기본으로 하여 '정신'을 각성시키고, '정기'를 충만하게 할 수만 있다면, 진정한 '참나'를 되찾고, 지혜·자비·힘을 고루 갖춘 성스러운 인격을 닦으며, 널리 남을 사랑하는 '홍익인간'을 실천하는, 백두산족의 진정한 후예가 될 수 있습니다.

이러한 지감·조식·금촉의 방법론 중에서 그 중심에 있는 것이 바로 '조식調息' 즉 '고른 호흡'입니다. 고른 호흡을 통해서만 정기신이 온전히 복원되고 합일될 수 있습니다. 이러한 3법의 수련을 통하여 우리는 『삼일신고』에서 말하는 궁극의 경지인 '성통공완性通功完'(본성을 통하고 공덕을 완수함)에 도달할 수 있습니다.

개개인이 자신의 광명한 본성을 온전히 깨닫고(형이상학적인 도道의 측면), 널리 인간을 이롭게 하라는 우주적 사명을 완수하는(형이하학적인 덕德의 측면), 도덕합일의 홍익인간을 실현시킬 수 있는 존재가 되는 것입니다.

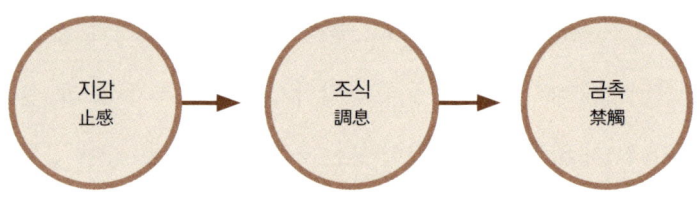

| 삼일신고의 단학 체계 |

　각자가 단학을 통하여 정신과 육신을 건강하게 하지 않고서는 남을 나처럼 사랑하는 홍익인간 사회를 이룰 수 없을 것입니다. 정기신의 수련을 통한 육신과 정신의 바른 건강, 이것이야말로 요즘 말하는 웰빙의 진정한 의미이니, 나만을 위한 웰빙이 아닌 우리 모두의 웰빙을 이루는 것이 바로 홍익인간의 길입니다.

『삼국유사三國遺事』의 기록

-
-
-
-

『고기古記』에 이르기를 옛날 '환인'(제석帝釋, 33천의 주재신)의 서자庶子 환웅이 자주 세상에 내려가 인간 세상을 구하고자 하니, 아버지가 환웅의 뜻을 알고 아래로 삼위태백三危太伯을 내려다보매 "널리 인간을 이롭게 할 만하다."(弘益人間)라고 여기자, '천부인天符印 3개'(○□△, 원방각圓方角)를 주어 세상에 내려가 사람을 다스리게 하였다.

환웅이 무리 3천 명을 거느리고 태백산太伯山 꼭대기의 신단수神壇樹 밑에 내려와 그곳을 신시神市라 이르니 그가 곧 '환웅천왕'이다. 그는 ① 풍백風伯 ② 우사雨師 ③ 운사雲師를 거느리고, ① 곡식(穀) ② 명령(命) ③ 병(病) ④ 형벌(刑) ⑤ 선악(善惡) 등 무릇 인간의 360여 가지 일을 맡아서 "세상을 다스리셨다."(在世理化)

이때 곰 한 마리와 범 한 마리가 있어 같은 굴 속에 살면서 환웅에게 사람이 되게 해달라고 빌었다. 환웅은 이들에게 신령스러운 쑥 한줌과 마늘 20쪽을 주면서, 이것을 먹고 100일 동안 햇빛을 보지 않으면 사람의 몸이 될 수 있다고 일렀다. 곰과 범이 이것을 받아서 먹고 근신하기 3·7일(21일) 만에 곰은 여자의 몸이 되고 범은 이것을 못 참아서 사람이 되지 못하였다.

웅녀熊女는 그와 혼인해주는 이가 없으므로 신단수 아래에서 아이를 가지게 해달라고 기원하였다. 이에 환웅이 잠시 변해 혼인하여 아이를 낳으니 그가 곧 '단군왕검壇君王儉'이다.

왕검이 당고唐高(요堯임금) 즉위 50년 후에 평양성平壤城에 도읍을 정하고 비로소 조선朝鮮이라 일컬었다. 이어서 도읍을 백악산白岳山의 아사달로 옮겼는데 그곳을 궁홀산弓忽山(弓 대신 方자로도 씀) 또는 금미달今彌達이라고도 하였다. 단군은 1,500년 동안 나라를 다스리고 주周나라 호왕虎王(무왕武王)이 즉위한 기묘년에 기자箕子를 조선에 봉하니, 단군은 장당경藏唐京으로 옮겼다가 뒤에 아사달로 돌아와 숨어서 산신이 되었는데, 나이가 1,908세였다.

古記云 昔有桓因 庶子桓雄 數意天下 貪求人世 父知子意 下視三危太伯 可以弘益人間 乃授天符印三箇 遣往理之 雄率徒三千 降於太伯山頂 神壇樹下 謂之神市 是謂桓雄天王也 將風伯雨師雲師 而主穀主命主病主刑主善惡 凡主人間三百六十餘事 在世理化 時有一熊一虎 同穴而居 常祈于神雄 願化爲人 時神遺靈艾一炷 蒜二十枚曰 爾輩食之 不見日光百日 便得人形 熊虎得而食之 忌三七日 熊得女身 虎不能忌 而不得人身 熊女者 無與爲婚 故每於壇樹下 呪願有孕 雄乃假化而婚之 孕生子 號曰壇君王儉 以唐高卽位五十年庚寅 都平壤城 始稱朝鮮 又移都於白岳山阿斯達 又名弓忽山 又今彌達 御國一千五百年 周虎王卽位己卯 封箕子於朝鮮 壇君乃移於藏唐京 後還隱於阿斯達爲山神 壽一千九百八歲

유튜브(YouTube): 삼국유사 중 우리 민족의 신화 – 환인, 환웅, 단군

3

혼원일기

『천부경』에 의하면 우주(하늘과 땅과 생명체)는 '무無' 즉 음양이 나뉘지 않고, 정기신이 아직 분화되지 않은 '텅 빈 근원'(무극無極)에서 나왔다고 설명하고 있습니다. 우주를 낳은 씨알이 되는 '태극太極'도 본래 텅 빈 '무극無極'에서 나왔다는 것입니다. 이렇게 볼 때, 온 우주의 삼라만상이 모두 텅 빈 무극의 작용인 것입니다.

> '하나'가 시작되기를 '없음'에서 했고, 시작된 '하나'가 '셋'으로 나누어지나, '없음'이 모든 것의 근본이 된다.
> 一始無 始一 析三極 無盡本

순수한 정신(원신元神)·순수한 에너지(원기元氣)·순수한 알짬(원정元精)의 통합체인 '태극'의 뿌리가 되며, 음양으로 분석할 수 없는 궁극의 혼돈 에너지를 '혼원일기混元一氣'라고 부릅니다. 이러한 혼원일기를 『삼일신고』의 제1장에서 다음과 같이 묘사하고 있습니다.

> 저 푸르고 푸른 것이 하늘이 아니며, 저 캄캄한 것이 하늘이 아니다. 진정한 하늘(天)은 형체나 질량이 없고, 시작과 끝도 없으며, 위아래와 동서남북의 사방도 없도다. 텅 비고 공허하되(虛空), 존재하지 않은 곳이 없고 포용하지 않은 것이 없다.
> 蒼蒼非天 玄玄非天 天無形質 無端倪 無上下四方 虛虛空空 無不在 無不容

미세한 것부터 거대한 우주 전체까지를 모두 포괄하며 하나로 주재하는 것이 바로 혼원일기입니다. 우리 또한 혼원일기의 작용으로 존재하는 것입니다. 이렇게 볼 때 혼원일기는 바로 온 우주의 조물주이신 하나님이자 하느님이 된다고 볼 수 있습니다. 이렇게 볼 때 우리 민족이 모시던 궁극의 하느님이 바로 '혼원일기'(무극)라는 것을 잘 알 수 있습니다.

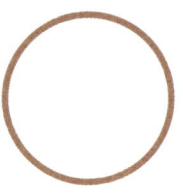

| 무극, 혼원일기 |

우주가 창조되기 이전 혼원일기는 '무극'에 해당하는데, 정기신이 나누어지지 않은 상태 속에서도 그 안에 원방각圓方角(○□△)의 하나이면서 셋이 되는 이치를 품고 있었습니다. 텅 빈 궁극의 에너지인 혼원일기는 그 안에 천지인의 모든 원리를 품고 있으니, 시작도 끝도 없이 둥근 ○은 장차 하늘을 이룰 근원적인 형상이며, 동서남북의 사방이 뚜렷한 □은 장차 땅을 이룰 근원적인 형상이며, 하늘과 땅의 중간적인 모습인 △은 장차 사람을 위시한 뭇 생명체를 이룰 근원적인 형상입니다.

또한 이때의 혼원일기는 '무극無極'(우주창조 이전의 혼원일기)과 '태극太極'(우주의 창조자) 그리고 '황극皇極'(우주의 경영자)의 세 가지 모습을 한 몸에 품고 있었습니다.

태초에 우주가 창조될 때 '원방각의 원리'(하나이면서 셋이 되고 셋이면서 다시 하나가 되는 원리)에 따라, 정기신이 분화되면서 하늘(○)과 땅(□) 그리고 사람(△)을 이루게 되었습니다. 여기서 사람은 생명(하늘의 요소)과 육체(땅의 요소)를 모두 지닌 중간자적 존재로서의 모든 생명체를 대표합니다. 초목과 금수, 그리고 인간이 모두 각(△)의 범위에 들어가는 것이지요.

'태극'이란 음양과 그 중간적 에너지의 모습으로 나타나는 우주의 근본적 씨알로서, 우리가 흔히 생각하는 창조주격에 해당하는 우주적 뿌리를 말합니다. 그래서 『삼일신고』의 제2장에서 창조주로서의 하느님(神)을 설명함으로써 이 태극의 모습을 설명하고 있는 것입니다. 태극의 단계에서는 천지인과 정기신이 분화되면서도 통합적으로 존재합니다.

그러면서 우주가 동서남북으로 질서를 갖추면 '황극'으로서의 혼

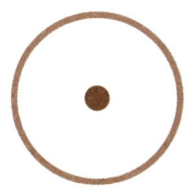

| 태극, 우주의 창조자 |

원일기의 모습이 중요시됩니다. 황극은 음과 양을 적절히 조절하고 균형을 맞추는 혼원일기의 모습으로서, 하늘과 땅, 사람 각각에서 일어나는 조절작용을 총괄합니다. 고대 동양신화에서 천황씨天皇氏 (하늘의 경영자)·지황씨地皇氏(땅의 경영자)·인황씨人皇氏(사람의 경영자) 라고 일컫는 것이 바로 이러한 천지인 각각의 황극 작용을 말하는 것입니다.

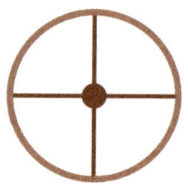

| 황극, 우주의 경영자 |

『삼일신고』의 제2장에서 말하는, 우주를 구체적으로 창조해나가면서 티끌 하나까지도 다스리는 '신神'은 '우주적 황극'(천지의 경영자)의 모습이며, 『삼일신고』의 제3장에서 말하는, 인간의 모습으로 하늘 궁전에 거주하시면서 상벌을 주관하시는 하느님은, '인간적 황극'(사람의 경영자)으로서의 혼원일기의 모습을 말하는 것입니다.

혼원일기는 만물의 창조 이전에는 무극의 모습으로 존재하며, 우주가 창조될 때는 태극으로 모습을 나투며, 우주를 경영할 때는 황극의 모습으로 우주를 질서 있게 다스리고 주재합니다. 이것이 삼위일체이신 조물주 '혼원일기'의 바른 모습입니다.

동방 백두산족에서 예전부터 하느님을 '삼신三神하느님'이라고 모시고 제사지냈던 것도 바로 이런 연유입니다. 『삼일신고』가 3장에 걸쳐서 무극·태극·황극을 설명하고 있는 것도 또한 이러한 이유 때문입니다. 이러한 내용은 현대과학의 우주론과 비교해보아도 탁월한 견해임에 틀림이 없습니다. 시공을 초월하는 우주의 불변의 원리(logos)를 명확히 깨달으신 선현들의 지혜가 놀라울 따름입니다.

4

정기신 精氣神

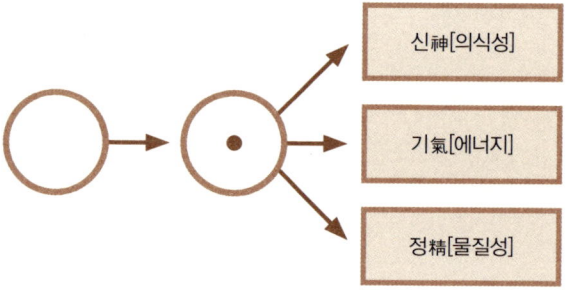

| 정기신의 분화 |

『고상옥황심인경古上玉皇心印經』에서는 단학의 핵심요소로 '정기신 精氣神'을 제시하고 있습니다.

가장 좋은 약에 세 등급이 있으니

'정신'(神)과 '기운'(氣)과 '정액'(精)이다.

上藥三品 神與氣精

정기신은 우주 만물을 이루는 근본 요소이며, 우리의 몸과 마음을 이루는 근본 토대가 됩니다. 정신수련을 통하여 닦아가야 하는 것도 바로 이 '정기신'입니다. 조선시대 최고의 명의로 '의학의 성인'(의성醫聖)이라 불리는 허준許浚(1539~1615)이 편찬한 『동의보감』에는 다음과 같은 가르침이 전합니다.

'정기신'은 또한 오장육부와 온몸의 주인이 된다. 그러므로 도가의 세 가지 요체가 된다.

精氣神又爲藏府百體之主 故道家之三要

'정精'은 몸과 물질을 이루는 근본으로, 음식물의 영양분으로 이루어지는 정액과 피(血) 등 생명의 알짬을 말합니다. 이러한 후천적인 정은 음식물에서 생깁니다. 그래서 '음식물(米)+맑은 진액(靑)'이라고 풀이합니다. 이에 반하여 선천적인 정인 '원정元精'은 원기가 응축되어 만물을 낳을 때 순수한 생명의 알짬이 되는 것을 의미합니다. 원정은 원기가 액화된 것입니다. 본래 둘이 아닙니다.

'기氣'는 정(물질)과 신(정신)을 이루는 에너지로, 맑은 기운은 정신을 이루고, 탁한 기운은 물질을 이룹니다. 선천적인 기운인 '원기元氣'는 맑고 탁함에 걸리지 않는 순수한 에너지이지만, 후천적 기운은 음식물과 호흡에 의해서 생기는데, 원기는 음식물에 의해 보완되므로 음식물(米)에서 생기는 기운(气)이라고 풀어볼 수 있습니다.

'신神'이란 정기精氣를 주재하는 정신적인 작용으로서, 위로는 우주를 주재하는 신神과, 한 몸에 이르러서는 육신을 주재하는 마음(心)이 모두 신에 해당합니다. 우주와 인간의 본질적인 신의 모습은 하나이며, 우주의 하느님이 우리의 몸(구체적으로 뇌, 『삼일신고』 참조)에 거주하고 계시니 이것이 정신작용의 핵인 '원신元神'이 됩니다.

이와 같이 정기신은 각각 후천적인 것과 선천적인 것으로 나누어질 수 있습니다. '후천적인 신神'은 시비와 선악을 따지며 오욕칠정이 교체되는 자리로서, 항상 생각하고 의심하며 희로애락의 감정이 요동을 쳐서 잠시도 쉼이 없는 인간의 일반적인 의식에 해당한다고 볼 수 있습니다. 마찬가지로 '후천적인 기氣'는 호흡과 음식물에 의해 이루어지는 기운을 의미하며, '후천적인 정精'은 음식물에 의해 형성되는 유형의 정액이라고 할 수 있습니다.

선천적인 정기신은 '원신·원기·원정'이라고 불리는 것으로서, '원신'은 인간의 사고 작용이나 감정에 물들지 않는 순수의식으로서의 우리의 밝은 본성이 되며, '원기'는 인간이 태초로부터 물려받은 순수한 에너지가 되며, '원정'은 순수한 에너지가 응축된 참된 생명의 알짬이 됩니다.

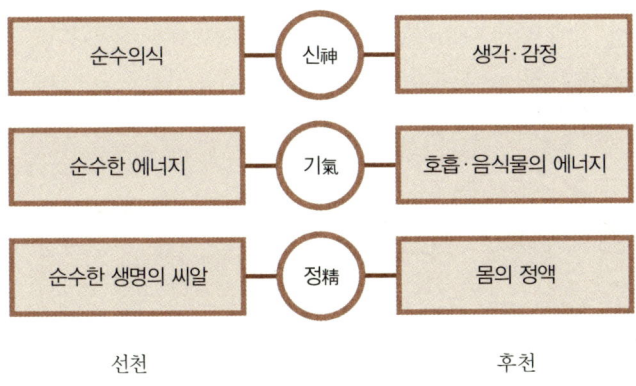

| 두 가지 정기신의 구분 |

'원신元神'은 모든 생명현상의 주재자로서, 태양처럼 광명하며 우주간에 알아차리지 못하는 것이 없습니다. 일반적인 후천적 의식이 항

상 의심과 번뇌에 골몰하는 반면에, 이 원신은 뚜렷하고 광명한 정신으로서 고요하되 분명히 각성된 순수의식입니다.

지감·조식·금촉의 단학수련을 통해서 후천적 정기신을 단련하면(지감으로 신을 단련하고, 조식으로 기를 단련하고, 금촉으로 정을 단련함), 선천적 정기신을 온전히 복원시킬 수 있습니다. 원신(순수한 의식)과 원기·원정(순수한 에너지와 생명의 알짬)을 회복하여 후천적 정기신을 자유롭게 다스릴 수 있게 됩니다. 선천적 정기신을 각성하는 것이 『삼일신고』에서 말하는 '성통性通(본성의 통함)'이며, 후천적 정기신을 양심에 맞게 다스리는 것이 '공완功完(공덕의 완성)'입니다.

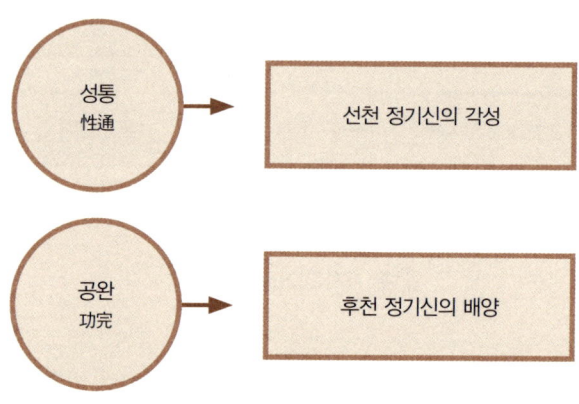

| 성통과 공완 |

선천적 정기신이 후천적 정기신을 배양하여, 현상계에 머물 수 있는 원신의 영원한 몸(에너지의 몸)을 얻을 때, 이것을 '원신갱생元神更生'(원신이 다시 살아남)이라고 합니다. 이것은 불멸의 영적인 몸을 얻은 신선이 되는 것으로 단학수련의 1차적인 목표가 됩니다. 물론 원신갱생 이후에도 갱생된 원신에 남아있는 거칠고 미세한 때들을 지워 나가는, 한이 없는 과정이 남아 있습니다. 무지와 아집의 때가 벗겨져 나가서 '양심'을 온전히 발현할 수 있을 때, 진정한 원신의 갱생이 이루어질 수 있습니다. 진정한 '공덕의 완성'(功完)이 이루어집니다.

인간이 선천적인 광명함을 되찾기 위해서는 후천적인 정기신을 단련하여 선천적인 정기신을 회복시켜야 합니다. 원신과 원정, 원기를 회복하고 합일시킬 수 있어야, 본래의 혼원일기를 온전히 회복할 수 있는 것입니다. 이것이 바로 단학의 요결이며 진정한 참나를 찾는 공부입니다. 그래서 단학경전인 『고상옥황심인경』에서는 다음과 같이 말하고 있습니다.

> 사람에게는 각기 '정액'이 있으니,
> 정액이 '정신'에 합하고
> 정신이 '기운'에 합하며,

기운이 몸의 '참 것'(眞)에 합한다.

人各有精 精合其神 神合其氣 氣合體眞

  정액이 있는 하단전에 정신(상단전에 자리함)을 집중하면, 중단전의 기운이 내려와서 정기신이 하나로 합하게 됩니다. 여기서 말하는 몸의 '참 것'(眞)이란 원신·원기·원정이 합일된 '단丹'을 말하는 것입니다. 조선 초기 단학의 거두이신 매월당 김시습(1435~1493) 선생은 『수진론修眞論』에서 다음과 같이 설명하고 있습니다.

  (단학의) 요점은 셋(三)을 보존하여 하나(一)를 껴안는 데 있는 것이다. 여기서 셋(三)이란 것은 정기신精氣神이요, 하나(一)라는 것은 도道이다.

其要在存三抱一 三者精氣神也 一者道也

  선천적인 정기신이 하나로 합하게 되면 정기신의 통합체인 태극이 됩니다. 태극이야말로 우주의 씨알이 되는 자리이니 이를 '도道'라고 부르는 것입니다.

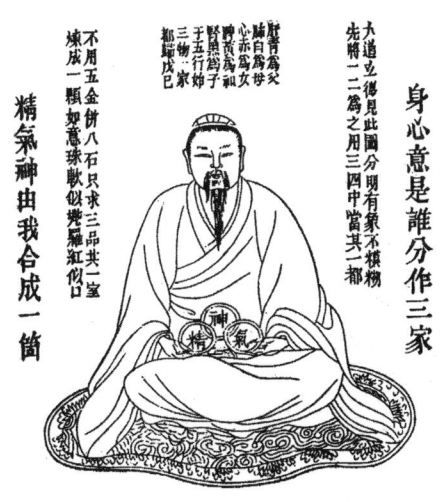

| 정기신을 품은 모습, 『성명규지』 |

5

형이상학과 형이하학

유교나 불교, 도교 등 각종 종교나 학파에는 모두 형이상학인 '철학'과 형이하학인 '과학'이 존재합니다. 이를 '심종心宗'과 '교종敎宗'이라고도 하는데, 모두 동일한 구분입니다. 형이상학은 생각·감정·오감을 넘어선 세계를 이해할 수 있는 영감靈感을 계발시켜야 하는 반면, 형이하학은 우리의 일반적인 의식을 활용하여 오감에 의해 주어진 정보를 논리적으로 활용하면 충분합니다.

'형이상학'이란 우리 눈에 보이지 않는 '근본 원리'(元理·logos·道)를 우리가 본래 갖추고 있던 본연의 직관력으로 꿰뚫어 아는 것입니다. 즉 사물의 본 모습(元象)을 직관하는 것을 목표로 하는 공부법을 말하는 것입니다. 이 형이상학은 다른 학문과 달라서 고도의 정신수련 없이는 결코 이해할 수 없습니다. 유교의 도학道學, 도교의 내단內丹파, 불교의 선종禪宗, 이슬람교의 수피즘, 기독교의 신비파 등은 모두 정신을 밝혀 천지만물의 원리를 꿰뚫어 알아내자는 동일한 형이상학을 닦습니다. 이러한 형이상학을 통해 인간이 따라야 할 근본적인 길인 '도道'가 밝아집니다.

'형이하학'이란 우리 눈에 보이는 일상의 모든 것을 학문화하여 (인문과학, 사회과학, 자연과학), 과거·현재·미래를 관통하는 '보편 법칙'(현실에 그 구체적인 결을 드러낸 근본 원리)을 궁구하고 찾아내서, 일상생활을 보다 유익하게 하는 것에 목표를 두는 학문입니다. 이러한 형이하학을 통해 도道를 현실에서 구체적으로 실현하는 '덕德'을 닦을 수 있습니다.

인간은 타고나기를 정신(형이상)과 육체(형이하)를 모두 갖춘 존재인 바, 형이상학(도)과 형이하학(덕)을 모두 균등하게 발전시켜야 합니다. 인간은 형이상학을 닦아서 선천적 정기신을 각성하여 '인의예지신仁義禮智信'(사랑·정의·예절·지혜·성실)의 본성(근본 원리)을 깨달아야 하며, 형이하학을 닦아서 인의예지의 양심을 현실에서 보편 법칙의

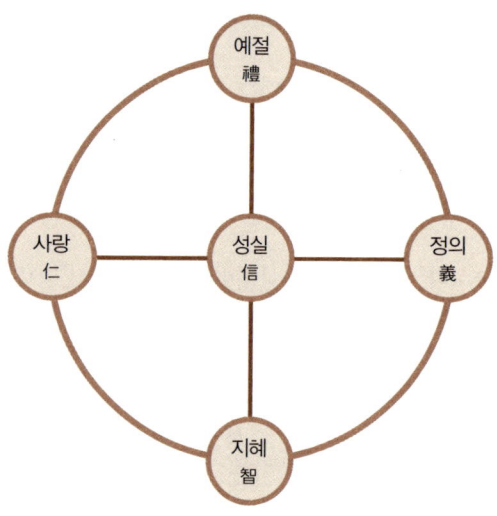

| 본성의 5가지 덕목 |

결에 맞게 실천해야 합니다. 그래야만 도와 덕이 두루 갖추어져 '인간의 길'이 온전해집니다. 단학은 인간의 길을 걷도록 돕는 최고의 방법입니다.

인간이 도달해야 하는 '최고의 선'이란 다름 아닌 '도와 덕의 합일'(道德合一)인 것입니다. 이것이 인간의 바른 길입니다. 그리고 그 길을 제대로 걷자면 단학을 통해 정기신을 열심히 닦아서, 본래 타고난 본성을 다시 밝혀내야 하며(근본 원리를 밝힘), 현실적으로 역지사지를 자명하게 행하여(보편 법칙을 따름) 나와 남 모두에게 도움이 되는 삶을 살아야 합니다.

　지금 우리가 살펴보고자 하는 '단학丹學'은 바로 우리 민족이 고래로부터 이어온 '형이상학'의 대표적 방법론입니다. 우리 선조들은 국조이신 환웅의 가르침대로 모두 이 법을 이용하여 본래의 본성을 되찾아 겨레와 인류에 그 책임을 다해왔습니다. 후손된 우리가 이 법에 무지하여서는 곤란하지 않겠습니까?

　다만 단학을 공부하는 중에 한 가지 유의해야 할 것은, 어디까지나 우리의 최종목표는 보다 양심적인 사람이 되어 널리 인류를 이

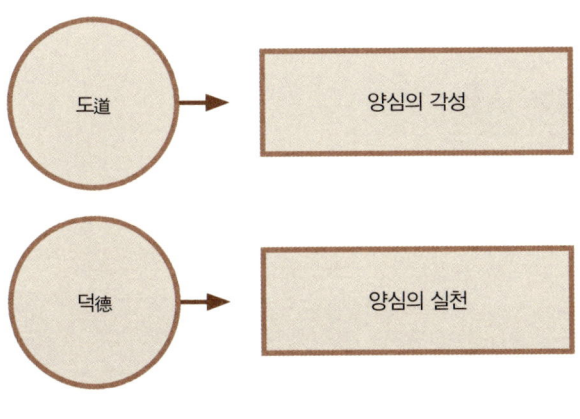

| 도와 덕의 합일 |

I 단학의 기초이론

롭게 하자는 것이니, 호흡공부를 통하여 단학을 연마하는 중에라도 항상 형이하학을 등한히 하지 말라는 것입니다. '도덕합일'을 잊지 마시기 바랍니다. 우리의 목표는 나도 좋고 남도 좋은 것입니다. 항상 우리 겨레와 인류가 처한 현실을 잊지 말고, 나와 남 모두를 이롭게 하는(弘益人間) 수련을 합시다.

• 양심잠良心箴 • *

1. 몰입 : 마음을 리셋했는가?

2. 사랑 : 상대방의 입장을 내 입장처럼 진심으로 이해하고 배려했는가?

3. 정의 : 내가 당하기 싫은 일을 상대방에게 가하지는 않았는가?

4. 예절 : 처한 상황을 있는 그대로 진심으로 수용하고, 생각과 언행이 겸손하며 상황과 조화를 이루었는가?

5. 성실 : 양심의 인도를 따르는 데 최선의 노력을 기울였는가?

6. 지혜 : 나의 선택과 판단은 찜찜함 없이 자명한가?

---

* 우리 내면에 존재하는 양심을 일깨우는 글입니다. 6가지 질문을 통해 내면의 양심을 밝혀 내시기 바랍니다. 양심잠의 구체적 분석은 '양심노트'를 활용하십시오.

양심의 계발

-
-
-
-

양심의 계발(영성지능의 계발)은 어려운 것이 아닙니다.

인간이면 누구나 양심의 4가지 싹(4단端),

❶ 공감능력(측은지심),

❷ 정의감·죄책감(수오지심),

❸ 남과 조화를 이루는 능력(사양지심),

❹ 옳고 그름의 판단능력(시비지심)을 갖추고 있으니까요.

양심의 계발은 이 선천적 도덕능력이
제대로 기능할 수 있도록 돕는 것으로 충분합니다.

'도덕'은 인간이 억지로 만들어내는 것이 아닙니다.

타고난 선천적 도덕 능력을 드러낼 수 있을 뿐이죠.

인간이 본래 타고난 능력 이상의 도덕은
어차피 인간이 실천할 수 없는 것이고
실천할 필요도 없는 것입니다.

개가 하늘을 날 수 없고
날 필요도 없듯이 말입니다.

다음 4가지의 질문에
걸림이 없이 살아갈 수 있다면
우리는 인간으로서 최고로 도덕적일 수 있습니다.

이것이 양심 계발의 핵심입니다.

❶ 상대방은 지금 정확히
   어떤 심정인지 헤아렸는가?
   (인仁의 발현인 측은지심惻隱之心의 확충)

❷ 상대방의 입장에서 볼 때

　상대방에게 부당한 피해가 간 것은 없는가?

　양심에 걸리는 것은 없는가?

　　(의義의 발현인 수오지심羞惡之心의 확충)

❸ 상대방의 입장에서 볼 때

　나의 행위가 무례하지는 않았는가?

　　(예禮의 발현인 사양지심辭讓之心의 확충)

❹ 나의 정보나 결론이 명백히 옳은가?

　아니면 뭔가 의심스러운가?

　　(지智의 발현인 시비지심是非之心의 확충)

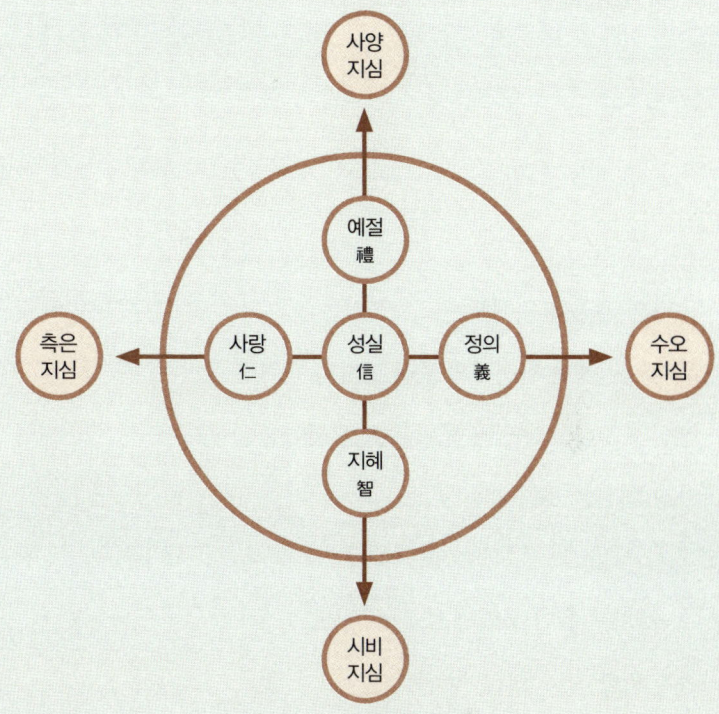

| 양심의 본성과 4가지 싹 |

유튜브(YouTube): 윤홍식의 사단강의-사단의 분석 방법

양심성찰(4단 분석)의 요령

-
-
-
-
-

올바른 결정을 위해서는,
우리 내면에서 자명하게 울려 퍼지는
양심의 소리를 선명히 듣고 따르는 것이
가장 핵심일 것입니다.

그 소리를 좀 더 선명히 들을 수 있도록
돕기 위한 것이 '4단분석'입니다.
4단분석이란 원신의 각성을 바탕으로
원신의 4가지 울림을 명확히 이해하는 것입니다.

❶ 깨어있음(경敬)
먼저 원신각성 상태를 유지하면서

마음을 최대한 평온하고 공정하며
초연한 상태로 만드십시오.

❷ 사랑(인仁)

그 상태에서 자신을 포함하여
이 일에 관련된 사람들의 진솔한 마음을
헤아려보시기 바랍니다.
어떠한 선입견도 배제하고
있는 그대로의 심정을 두루 느껴보십시오.

상대방의 마음을 있는 그대로
이해하고 느끼시다 보면,
자명한 내면의 울림이 좀 더
선명히 느껴지실 것입니다.

❸ 정의(의義)

다음으로 관련된 사람들에게
내가 당해서 싫은 일을 가한 것은 없는지
두루 느껴보시기 바랍니다.

또한 자신이 부당한 대우를 받은 부분이 있다면
무엇인지 정확히 느껴보시기 바랍니다.

그리고 그것을 바로잡기 위해서는
어떤 방법을 취하는 것이,
가장 정의롭고 양심에 부끄럽지 않은지
생각해보시기 바랍니다.

남을 나처럼 배려하고
남에게 부당한 피해를 주지 않는
청정한 삶을 살 수 있어야 합니다.
먼저 자신부터 그런 삶을 살아가지 못하면
남을 진정으로 도울 수 없습니다.

❹ 예절(예禮)
자신의 생각과 언행이
상황에 적절한지를 공정하고 초연한 안목으로
살펴보시기 바랍니다.

자신이 현재 처한 상황을 허심탄회하게
수용하고 인정하고 있는지도
아울러 바라보시기 바랍니다.

받아들여야 하는 것은
곧장 수용하고 받아들이는 것이,
상황과 조화를 이루는 자명한 일이니까요.

❺ 지혜(지智)
이상의 분석을 두루 거친 다음
자신의 판단이 정말로 자명한지
뭔가 찜찜한 것은 없는지,
찜찜한 것이 있다면 어떤 부분 때문인지
명확히 따져보십시오.

자신에게 이 사안과 관련하여
선입견은 없는지,
체험에 기반을 둔 자명한 정보에 따른
판단인지도 살펴보십시오.

❻ 최종결론

자, 이 모든 것을 두루 따져보아서
조금이라도 더 자명한 결론을 따르십시오.
내면에서 울리는 양심의 소리는
자명함과 찜찜함으로 우리를 인도합니다.

내면의 울림에 관심을 기울이고
4단을 하나하나 공정하게 점검하고
내면의 자명한 울림에 따라
삶의 중요한 선택을 하는 것,
이것 자체가 수행이며 빛으로 나아가는 길입니다.

이 과정 자체가 우주가 제시한 밝은 길을 따르는 길입니다.
자명한 결론이 앞길을 인도하기를 진심으로 빕니다.

4단분석은 양심의 소리를
좀 더 정확하게 듣기 위한 분석입니다.
쉬운 것부터 적용해보면서
조금씩 삶 전반에 적용해보십시오.

하루하루의 분석이 쌓이다 보면 어느새 삶의 기로에서
늘 자명하고 지혜로운 판단을 내리실 수 있게 될 것입니다.

여러분의 인격은 날로 성숙할 것이며
놀라운 축복들이 기다릴 것입니다.
인생 전체의 질이 확연히 달라질 것입니다.
이것이 진정한 삶의 기적입니다.

오직 영적 성숙을 지향하는 삶을 사십시오.
그것이야말로 인생 최고의 목표일 것입니다.

 유튜브(YouTube): 양심노트(사단노트) 작성법

 유튜브(YouTube): 양심노트(육바라밀노트) 작성법

 유튜브(YouTube): 양심성찰 가이드

• 양심노트 • *

년   월   일

사안 |

몰입 | 지금 이 순간 깨어있는가?
　　　당시에는 깨어있었는가?

사랑 | 상대방의 입장을 내 입장처럼 진심으로 이해하고 배려했는가?

정의 | 내가 당하기 싫은 일을 상대방에게 가하지는 않았는가?

예절 | 처한 상황을 있는 그대로 진심으로 수용했는가?
　　　생각과 언행이 겸손하며 상황과 조화를 이루었는가?

성실 | 양심의 인도를 따르는 데 최선의 노력을 기울였는가?

지혜 | 나의 선택과 판단은 찜찜함 없이 자명한가?

최종
결론 |

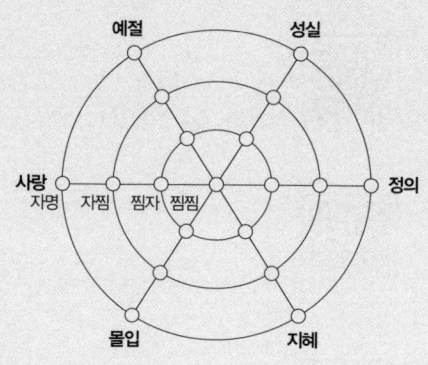

*네이버 카페 홍익학당(www.hihd.co.kr)에서는 양심노트 파일을 무료로 제공해드리고 있으며, 본 카페에 소개된 홈페이지(http://hihd.cafe24.com)에서 노트 형태로 제작한 양심노트를 구입하실 수 있습니다.

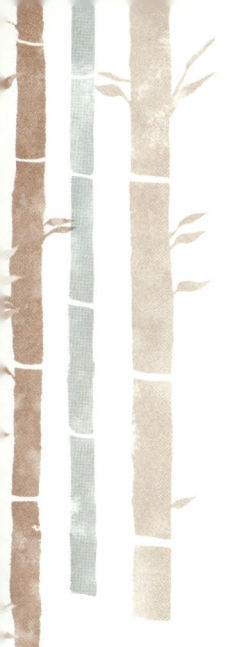
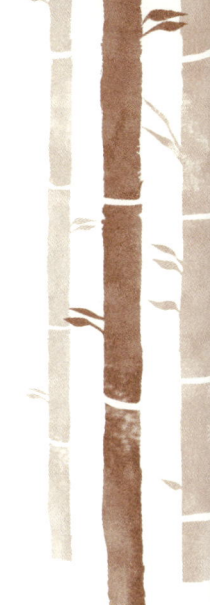

6

지감, 조식, 금촉

지감, 조식, 금촉의 3법은 국조이신 환웅(대황조)께서 홍익인간의 가르침을 펴실 적에, 형이상학인 '도道'와 형이하학인 '덕德'을 두루 닦으라고 가르쳐주신 핵심 가르침으로서 『삼일신고』에 전해옵니다.

누구나가 ①자신의 나쁜 생각을 그치고(지감止感, 불가의 참선에 해당), ②호흡을 고르게 하여 선천의 광명함을 다시 밝히며(조식調息, 선가仙家의 조식調息에 해당), ③나쁜 행동을 금한다면(금촉禁觸, 유가의 수신修身에 해당), 마음과 호흡과 몸이 하나로 조화를 이루어, 인간도人間道의 최종목표인 '성통공완性通功完'을 이루게 될 것이라는 말입니다.

① "마음을 고요히 하라!"(지감止感)는 수련을 통해서 우리는 원신元神(순수한 의식)을 다시 밝혀냅니다. ② "숨을 고르게 쉬어라!"(조식調息)는 수련을 통해서 우리는 원기元氣(순수한 에너지)를 다시 복원합니다. ③ "오감을 절제하라!"(금촉禁觸)는 수련을 통해 원정元精을 다시 복원합니다. 이렇게 '몸·기운·마음'을 하나로 통합하여 닦아서, 인간으로서의 육체적, 정신적 한계를 극복하고, 지혜롭고 자비롭고 성스러운 경지에 이르게 하자는 것이 환웅 이래 내려온 '단학수련법'입니다.

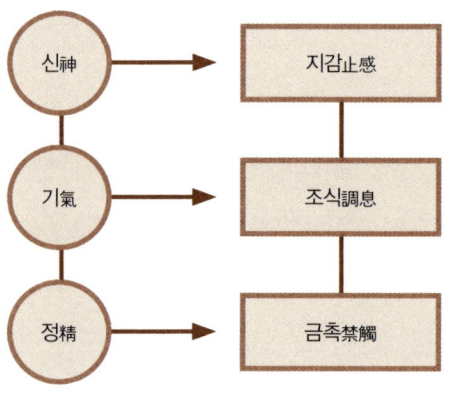

| 정기신과 3법 |

우리 민족의 정신수련법 중 '조식調息'(호흡의 조절)은 중요한 의미를 지닙니다. 호흡은 몸과 마음의 중간적인 존재이기에, 호흡을 조절함으로써 몸과 마음을 쉽게 다스릴 수 있으니까요. 호흡은 마음보다

는 거칠고 몸보다는 미세하며, 몸과 마음에 큰 영향을 미칩니다.

그런 호흡에 마음을 모아 집중한다면, 우리의 마음과 기운과 몸은 맑아지고 밝아지게 됩니다. 우리가 호흡에 집중하는 순간, ① 호흡이 이루어지는 '몸' ② '호흡' ③ 호흡에 집중하는 '마음'이 하나로 만나게 됩니다. 이 셋의 만남은 결국, ① 몸(精) ② 기운(氣) ③ 마음(神)의 만남이 되어, 서로에게 긍정적인 영향을 주게 됩니다. 이 셋은 본래 하나의 뿌리에서 나온 것이니, 기운이 변화하면 몸도 마음도 절로 변화하게 됩니다.

① 깨어있는 마음으로 '조식'을 행하여 맑고 밝은 에너지가 단전에 충만하게 되면, ② 자연히 마음도 맑고 밝아져서 나쁜 생각과 감정을 품지 않게 되니 '지감'이 이루어지고, ③ 몸도 건강해지고 균형을 이루게 되며 나쁜 행위를 안 짓게 되어 '금촉'이 이루어집니다. 이것이 우리 민족의 심법心法입니다. 이 법을 잘 닦아가다 보면 우리는 모두 '성통공완性通功完(본성을 통하고 공덕을 완수함)의 경지에 들어갈 수 있을 것입니다.

3법을 고르게 닦는 단학의 수련을 통해, 선천적인 정기신을 각성하여 인간의 본성(양심)을 훤히 깨달으면(性通) '도道'가 이루어지고, 후천적인 정기신을 활용하여 양심을 현실에서 실천하는 '홍익인간'을 닦으면(功完) '덕德'이 이루어집니다.

올바른 호흡을 통해 도를 닦는다고 해서, 덕이 저절로 닦이는 것이 아닙니다. 덕을 이루기 위해서는 원신이 본래 갖추고 있는 '지혜와 사랑'을 현실에 구체화하려는 실천적 노력이 필요합니다. 이러한 도와 덕의 균등발전이 이루어지지 않는다면, 결코 성인聖人(양심을 온전히 구현하여 도덕합일을 이룬 성스러운 인간)의 경지에 들어갈 수 없습니다.

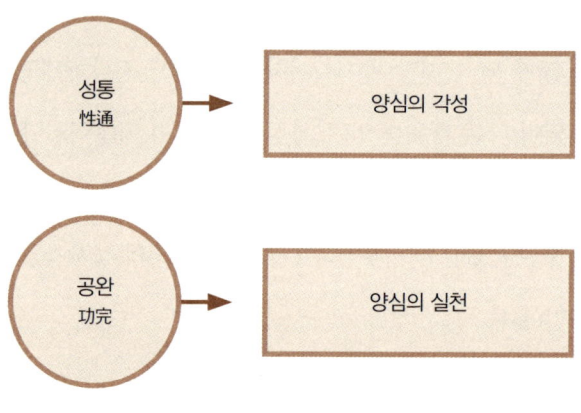

| 성통공완과 양심 |

우리 백두산족의 옛 성현이신 공자孔子님의 심법心法(마음으로 전하는 법)이 전하는 『대학大學』과 『중용中庸』은, 이러한 도와 덕의 균형을 잡아 성인聖人의 경지에 들어가는 핵심 요결을 설파하고 있습니다. 호흡수행이 법대로 되거든, 반드시 『대학』과 『중용』을 연구하여 '수기치인修己治人(나를 닦고 남을 경영함)'의 구체적인 방법론인 8조목을 닦아야 합니다.

① 격물格物(사물의 본질을 파악함), ② 치지致知(선악을 판단하는 지혜를 이룸), ③ 성의誠意(생각을 정성스럽게 하여 양심을 추구함), ④ 정심正心(감정을 양심으로 바로잡음), ⑤ 수신修身(몸가짐이 양심을 따름), ⑥ 제가齊家(가정을 양심적으로 다스림), ⑦ 치국治國(나라를 양심적으로 다스림), ⑧ 평천하平天下(천하를 양심적으로 경영함)의 8조목을 갈고 닦아야 합니다.

국조 대황조님께서 호흡법을 우리에게 전해주신 것은 "너 하나 잘 살아라." 하고 전해주신 것이 아닙니다. 널리 사람을 사랑하고 도우라는 '홍익인간'을 실현하라고 전해주신 것입니다. 중세中世 이래 단학인丹學人들이 세상을 피하게 된 것은 결코 단학수련이 본래부터 은둔 지향적이어서 그런 것이 아닙니다.

다만 나라의 힘이 쇠약해지고, 사대주의의 기풍이 온 나라를 뒤흔듦으로 인해서 산으로, 산으로 들어간 것이며, 숨어서 몰래 수련해오던 것이 이러한 양상을 띠게 된 것뿐입니다. 이것을 결코 본 모습으로 알아서는 안 됩니다. 단학은 본래부터 '홍익인간'을 이루는 최고의 첩경인 것입니다. 항상 나도 깨닫고 남도 깨닫도록 돕는 대승大乘적 수련이 되어야 합니다.

성통공완의 심법, 항상 깨어있어라!

-
-
-
-
-

역대 모든 성자들의 공통된 가르침은 바로 "항상 깨어있어라!"입니다.

명상할 때의 '깨어있음'은, 깊은 삼매에 들더라도 의식을 하나로 또렷이 모아서 흐트러짐이 없게 하는 것으로, 정신을 멍하게도 하지 않고 산란하게도 하지 않는 것입니다. 또렷이 깨어있을 수 있을 때 우리의 '원신'은 훤히 드러나게 되며, 원신이 지닌 '양심적 본성'을 꿰뚫어 알게 됩니다. (여기서 '도道'가 이루어짐)

일상생활에서 '깨어있음'은, 사람을 상대하거나 일을 처리함에 있어서 항상 정신을 차려서, 나만 생각하는 욕심을 따르지 않고, 나와 남을 모두 사랑하는 양심을 따르도록 닦는 것입니다. "내가 당하기 싫은 일은 남에게 가하지 마라!"는 양심의 명령을 따를 때, 위대한 공덕을 쌓을 수 있습니다. (여기서 '덕德'이 이루어짐)

항상 깨어있는 중에 '성통공완性通功完'이 이루어지지, 깨어있지 못한 중에는 '본성을 통함'(道)도 '공덕을 완수함'(德)도 이루어지지 않습니다.

상단전, 중단전, 하단전

| 단전의 위치 |

'단전丹田'이란 에너지로 된 몸의 '중심'이 되는 곳으로, 정기신이 머물며 다시 통합되는 장소를 말합니다. 인간이 태아로서 어머니 뱃

속에 있을 때에는 선천의 혼원일기가 분화되지 않은 채 존재합니다. 그러다가 아기가 태어나면서 후천적으로 정기신이 분화됩니다. 이때 인체 내에 상중하의 세 가지 단전이 갖추어지면서, 뇌에 위치한 상단전은 '신神'을 맡고, 양쪽 젖가슴 사이에 위치한 중단전은 '기氣'를 맡고, 배꼽 아래에 위치한 하단전은 '정精'을 맡습니다.

선천적인 정기신인 '원신과 원기, 원정'을 후천적으로 되 밝히기 위해서는, 상중하의 3단전이 고르게 계발되어 각각의 단전(단이 숨겨져 있는 밭)에서 단을 캐야 합니다. 먼저 하단전에서 호흡조절과 화후를 통해 후천적 정을 단련하여 '원정'을 되찾아야 합니다. 원정이 되찾아지면 '원기'를 회복할 수 있으며, 이를 통해 상단전이 계발되면서 '원신'이 되 밝혀지게 됩니다.

'원정과 원기'는 모두 하단전의 폐기량閉氣量(단전에 모인 기운의 양)이 충만할 때 되찾을 수 있고, '원신'은 상단전에 갖추어져 있으며 모든 정신작용의 근원이 됩니다. 『삼일신고』에서

자신의 본성에서 그 씨알을 구하라.
하느님이 너희의 머릿골 속에 이미 내려와 계신다.

│ 自性求子 降在爾腦

라고 한 것도 원신이 상단전, 즉 머릿골에 머물러 있음을 말하는 것입니다.

하단전에 정신집중이 잘 이루어지고, 기운이 모여 폐기량이 일정 수준을 넘어 화후(열기)가 충분하게 일어나면, 기운이 척추 안의 독맥督脈을 통해 상단전으로 올라가게 되어 상단전에도 기운이 충만해지게 됩니다. 여기서 절대 주의해야 할 것은, 무엇보다 하단전까지 먼저 길이 나고 기운이 충분하게 모여야 한다는 것입니다. 하단전의 폐기량이 충분하지 못한 채로 상단전이 계발된다면 상기上氣에 시달리고, 허령虛靈이 들리기 쉽기 때문입니다. 상당수의 단학 체험자들이 상기와 허령 때문에 고통 받는 것도 이것과 관련이 있습니다.

하단전이 먼저 충만해지고 다음으로 상단전이 계발된 뒤에, 차차 기운이 가운데의 충맥衝脈을 통해 중단전으로 모이게 됩니다. 이것이 바른 순서입니다. 혼원일기의 원리가 하나이면서 셋이 되고, 셋이면서 다시 하나가 되는 것처럼, 3단전도 셋이면서 하나가 됩니다.

3단전이 온전하게 계발됨으로써 인간 본연의 혼원일기를 회복할 수 있게 됩니다. 그리고 그 방법 중 가장 핵심이자 기초가 되는 것은 바로 '조식'(날숨과 들숨이 고른 호흡)을 바탕으로 한 단전의 '폐기閉氣'(단전에 기운을 모음)입니다. 방법은 아주 쉽습니다. 다만 꾸준히 하는 게 가장 중요하죠.『용호비결』에서 가장 중요한 것을 정성(誠)이라고 하는 것도 바로 이러한 이유 때문입니다.

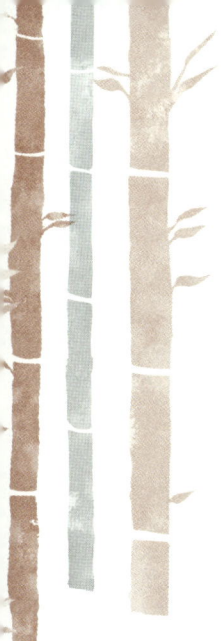

8

소주천과 대주천

'주천周天'이란 지구를 포함한 별들이 우주를 도는 궤도를 말하는 것으로서, 별들의 운행에 빗대어 인체 내 기운의 움직임을 설명한 것입니다. 도는 궤도의 크기에 따라 '소주천小周天'과 '대주천大周天'으로 구분됩니다. 태양과 지구, 달을 예로 들어 본다면 달이 지구를 도는 궤도를 '소주천'이라고 할 수 있으며, 지구가 태양을 도는 것을 '대주천'으로 볼 수 있습니다.

인체 내에서 '소주천'은 기운이 뱃속의 오장육부를 관통하여 도는 것을 의미합니다. 단전에 기운이 모여서 일정 수준을 넘어서면 주천 현상이 일어나게 됩니다. 1차적으로 배꼽을 중심으로 하여 좌협(왼쪽 옆구리), 명치부근, 우협(오른쪽 옆구리) 그리고 아랫배 하단전 부분이 오행을 이루면서 돌게 됩니다. 이러한 현상을 '소주천'이라고 부릅니다.

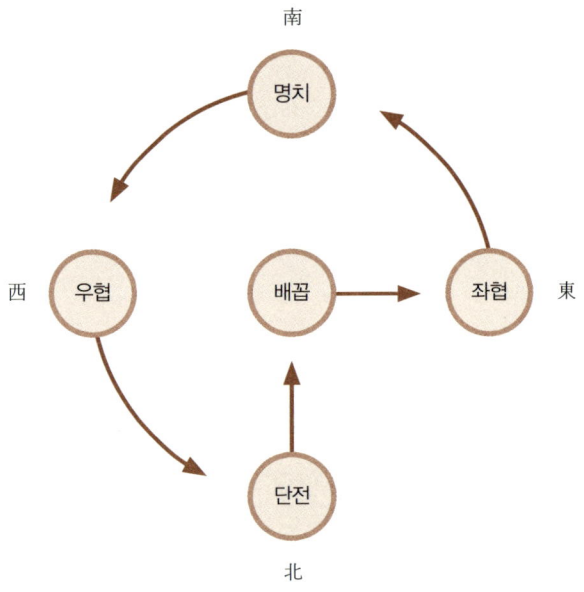

| 소주천의 행로 |

'대주천'은 소주천보다 큰 기운의 운행경로로서, 단전의 기운이 회음을 거쳐 독맥督脈을 따라 머리골인 상단전에 이르고 다시 임맥任脈을 따라 내려와서 하단전에 합류하는 운행을 말합니다. 역학의 원리에 의거하여 보면 머리는 하늘이고 배는 땅에 해당합니다(『주역周易』

「설괘전說卦傳」). 이렇게 볼 때 소주천이 땅에서 이루어지는 운행에 해당한다면, 대주천은 하늘과 땅을 아우르는 운행에 해당합니다.

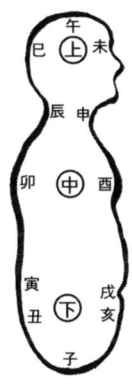

| 대주천과 12관절 |

이러한 소주천과 대주천의 변화는 '폐기량閉氣量'과 밀접한 관련이 있습니다. 폐기량은 기본적으로 호흡의 길이로 살펴볼 수 있는바, 호흡의 길이가 '호呼'(날숨)와 '흡吸'(들숨)을 합하여 2분 정도가 넘어서는 폐기량이라야 대주천이 가능해집니다. 그 이전에 대주천이 돈다는 것은 억지로 돌린 것으로서, 기운이 턱없이 모자라서 수행이 온전히 이루어지지 못합니다. 『장자莊子』에서

물이 충분히 쌓이지 못하면, 큰 배를 띄울 수 없다.

」 夫水之積也不厚, 則其負大舟也無方

라고 말하였듯이, 폐기량이 충분치 못하면 기운이 독맥을 통해 상단전으로 올라가는 대주천을 이룰 수 없습니다. 하단전의 기운이 충분해야 원만하게 상단전에 기운을 대줄 수 있습니다. 그래야 상단전의 '원신'이 제대로 복원될 수 있습니다.

마음을 비우고 폐기량을 꾸준히 늘려가는 것이 중요합니다. 우리 조선의 호흡법은 항상 자연에 순응해서 이루어집니다. 임의대로 기운을 조종하고 움직이는 것은 삼가는 것이 좋습니다. 오직 단전의 기운을 충실하게 해야 합니다.

대주천의 운행원리를 간단히 살펴보면, 먼저 단전의 '정기精氣'가 호흡으로 인한 화후에 의해 달궈지면 물이 수증기로 변하듯이 기화되면서 하늘로 치솟게 되며, 이렇게 기화된 정기는 인체에서는 독맥을 통하여 상단전(뇌)에 이르게 됩니다. 상단전에서는 하단전에서와는 반대의 냉각 작용을 겪게 되며 기운은 액화되어 다시 흘러내리듯이 단전으로 모여들게 됩니다. 하늘로 올라간 수증기가 냉각되어 다시 지상으로 비가 되어 내려오는 것과 동일한 원리입니다.

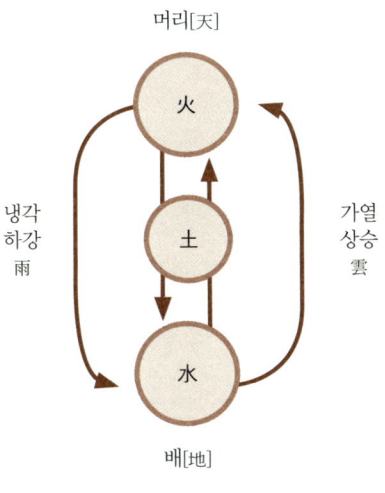

| 주천의 기본원리 |

대주천이 숙달되면 나중에는 물기둥이 독맥과 임맥을 관통하여 도는 경지에 이르게 됩니다. 이것을 『용호비결』에서는 다음과 같이 설명합니다.

> 상하단전이 물을 대주듯 어울려
> 끝이 없는 고리 모양으로 둥근 형상을 이룰 것이다.

단전에 모인 기운이 일정한 양을 넘어설 때 소주천의 각 운행경로가 차례대로 열리게 되며, 소주천이 무르익었을 때 단전은 질적인 변화를 일으키게 됩니다. 즉 후천적 정기가 충만해지면서 '원정과 원기'가 각성됩니다. 이러한 과정이 이루어진 후에 아랫배에 위치한 하단전의 '지기地氣'(배는 땅에 해당함)는 대주천 경로를 통하여 정수리까지 도달하여, '천기天氣'(머리는 하늘에 해당함)를 머금고 다시 단전으로 돌아오게 됩니다. 이러한 대주천 과정을 통하여 단전에서 정기신이 하나로 만나 '도태道胎'(원신의 태아. 원신이 원정과 원기를 통해 거듭나서 후천적 정기로 이루어진 기운체를 갖추게 됨)가 이루어지게 됩니다.

이것이 도가에서 말하는 결태結胎(태아의 결성)라고 하는 것입니다. 태아가 엄마 뱃속에서 10달 만에 출산하듯이 원신의 태아도 일정 기간 동안 태식과 대주천을 통해 배양되고 태에서 벗어나게(출태出胎) 됩니다(원신의 불멸의 몸이 되는 후천적 정기로 이루어진 기운체가 육신을 벗어나게 됨). 선천적으로 품부한 우리의 밝은 정신인 원신이 육체적 한계를 넘어서 다시 후천적으로 되살아나게 되는 것입니다.

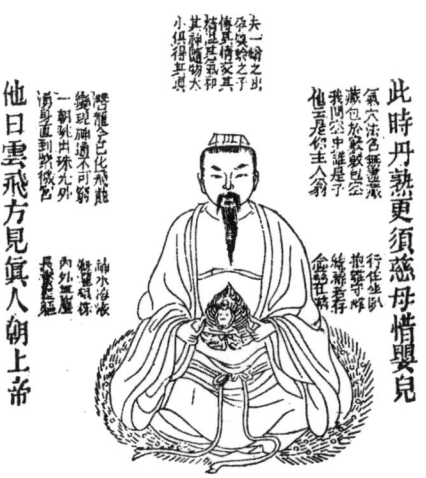

| 원신의 태아의 모습, 『성명규지』 |

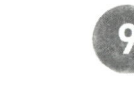

『용호비결』의 수련체계

『용호비결』은 우리나라에 현존하는 최초의 단학비결서로서 조선시대 북창 정렴 선생이 남기신 것입니다. 북창 정렴 선생은 조선시대의 대표적인 단학 인물로서 천문·지리·의학·주역·음악 등에 정통해서 관상감, 혜민서, 장악원 등의 관리를 지냈으며, 인종과 중종이 위독할 때 명의로 천거되기도 했습니다.

북창 정렴 선생은 예지력과 기이한 행적 등으로 당시에도 명성이 자자하였습니다. 인종(조선시대 역대 왕들 중에서 8개월이라는 가장 짧은 기간 동안 왕위에 있다가 병으로 죽었으나, 성품과 총명함으로 성군으로 칭송받음)은 인재를 보는 눈이 뛰어나 자신의 방 병풍 뒤에 영의정 피장

(백정이었으나 조광조가 높이 평가한 인물), 좌의정 서경덕, 우의정 정렴이라고 써놓았으나, 인종이 즉위 후 너무 빨리 죽는 바람에 성사되지 않았다는 일화가 전해옵니다.

북창 정렴 선생은 부친 정순붕이 을사사화를 일으키는 주역이 되자, 그것을 적극 말리다가 결국 포천 현감직을 버리고 경기도 양주 괘라리에 은거하고 단학에 매진하다가 44세에 선화仙化합니다.

북창 정렴 가문은 선도仙道로 유명하였던바, 사촌형 계헌 정초(1493~1539)가 단학을 수련하였고, 정렴의 동생인 고옥 정작(1533~1603) 또한 정렴 및 형의 친구인 수암 박지화(화담 서경덕의 수제자)에게 단학을 배워서 기인으로 유명하였으니, 이들 정렴·정초·정작을 세상에서는 일가삼선一家三仙으로 불렀다고 합니다. 특히 고옥 정작은 유의儒醫라 불릴 정도로 의술에도 뛰어났었는데, 1596년(선조29)에 선조의 명으로 허준의 『동의보감』 편찬 작업이 시작되었을 때, 원로로서 참여하여 『동의보감』의 정기신精氣神 이론체계 수립에 큰 기여를 하였습니다.

『용호비결』은 『삼일신고』 이래 우리 백두산족 정신수련의 핵심 방법인 조식법을 가장 간명하게 소개한 단학의 바이블입니다. 중국 도가의 번잡하고 구구한 수련법들을 탈피하고 조선 고유의 호흡법(조식법)에 근거하여 ① 폐기閉氣 ② 태식胎息 ③ 주천화후周天火候의 3단계 방법론을 제시하고 있습니다.

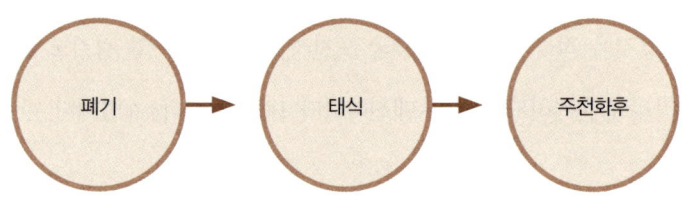

| 용호비결의 단학 체계 |

먼저 단전에 정신을 집중하고 기운을 모아서 '폐기'를 완성하고, 나아가 폐기의 정도가 일정 수준을 돌파하면 태아의 숨이자 원신의 태아(道胎)를 배양하는 호흡법인 '태식胎息'이 시작되며, 태식과 더불어 대주천의 화후가 숙달되어 완성될 때 원신이 실체로서 되살아나게 됩니다. 이것이 『대학』에서 말하는 참된 도道의 완성인 명명明明(선천의 밝은 본성을 후천적으로 되 밝힘)의 구체적 실현이 되는 것입니다. 이것이 국조 대황조님께서 전해주신 조식법의 전모로서, 이 시대를 살아가는 우리에게 가장 절실한 우리 고유의 호흡법인 것입니다.

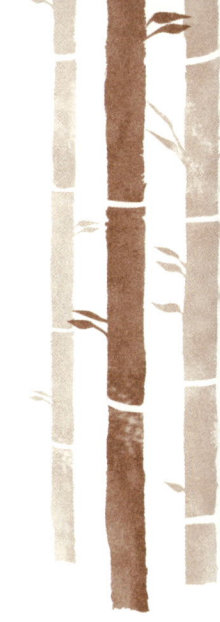

10 단학의 효과

　단학은 자신의 호흡을 조절하여, 우리 몸 안에 있는 '정기신'을 합일시키고 단련하여, 선천적 밝음을 되찾게 하는 정신수련법입니다. 단학수련을 하다 보면 우리의 '정신'이 순수해지고 맑아지며, 몸 안의 '정기精氣'(정액과 기운)가 충만해져서 마음과 육신의 건강을 회복하고 유지할 수 있게 됩니다.

　단전에 의식을 두고 호흡을 하는 중에, 마음이 하나로 모아져서 순수한 의식이자 본래 자아인 '원신'이 훤히 드러나면, 일체의 잡념과 스트레스에서 벗어나 황홀한 경지에서 노닐게 될 것입니다. 그리고 단전에 충만한 '원기'가 우리의 정신을 더욱 밝게 빛나게 해 줄 것입니다. 이렇게 정신이 밝고 맑게 배양되면, 마음이 상쾌해질 뿐만 아니라 몸도 함께 변화하게 됩니다. 스트레스가 사라지고 생명 에너지가 충전되면, 몸이 살아나게 됩니다.

엔돌핀이 돌고 치유력·면역력이 극대화되며, 에너지와 혈액의 순환이 활발해져서, 웬만한 병은 자연히 사라지고 맙니다. 특히 스트레스로 인한 각종 질병들에 탁월한 효험이 있습니다. 건강 자체가 호흡법의 목표는 아니나, 호흡법이 제대로 되면 당연히 몸과 마음이 모두 건강해집니다. 호흡의 닦음(조식調息)은 자연히 마음의 닦음(지감止感)과 몸의 닦음(금촉禁觸)으로 이어지는 것입니다. 단학은 항상 정신과 육체를 하나로 보고 통합적으로 닦아나가는 특징이 있습니다.

먼저 '육신'의 변화를 살펴보면, 호흡의 들숨과 날숨이 균형을 이루게 되면 우리 몸 안의 음과 양이 조화를 이루게 되며, 단전에 바른 기운이 모이게 됨으로 인해 우리 몸 전체에서 삿된 기운(風邪)이 물러가며, 바른 기운(正氣)이 온몸에 골고루 운행하게 됩니다. 아랫배에 위치한 하단전에 바른 기운이 충만하게 됨으로써 인체의 모든 변화에 활기를 주는 것입니다. 『용호비결』에서는 이러한 효과를 다음과 같이 설명하고 있습니다.

대체로 '사악한 바람'(風邪)이 가져오는 병환은 혈맥血脈 속으로 숨어들어 몰래 몸속을 돌아다니면서, 사람을 죽이는 무서운 흉기가 되는데도 이를 알지 못하다가, 오래되어 경락을 따라 깊이 고황膏肓(심장과 명치 사이)에 들게 된 연후에야 의사를 찾는다. 그러나 이미 약을 써도 때는 늦은 것이다. 의가醫家는 병이 난 후에 병을 다스리지만, 도가道家는 병이 나기 전에 미리 병을 다스린다.

'올바른 기운'(正氣)과 '사악한 기운'(風邪)은 얼음과 숯불 같아서 서로 용납하지 못한다. 그러므로 올바른 기운이 머무르면 사악한 기운은 저절로 달아나서, 온몸의 맥이 자연스럽게 유통되고, 3궁三宮(상·중·하의 3단전三丹田)의 기운이 자연스럽게 오르내리게 될 것이니, 질병이 무슨 까닭에 생기겠는가? 좀 더 정성을 다하여 부지런히 수련을 한다면, 반드시 수명을 연장하고 죽을 기한을 물리치게 되겠지만, 그 찌꺼기만 얻더라도 평안하게 천명을 마칠 수 있으리라.

이렇게 단학수련으로 육신이 변화함에 따라 정신도 크게 변화하는데, 우선적으로 마음의 번뇌와 스트레스를 씻어낼 수 있으며, 기억력과 집중력이 증진되고, 사고의 폭이 확대되고 창조적 영감이 샘솟습니다.

우리의 '정신'은 항상 번뇌와 망상으로 쉴 틈이 없습니다. 이러한 정신 상태에서는 집중력과 사고력, 창조력을 기대하기 힘듭니다. 단학을 통하여 정신을 온전히 호흡 즉, 들숨·날숨과 단전에 집중하면, 마음이 차차 고요하게 되어 모든 번뇌에서 벗어난 각성된 상태를 유지할 수 있게 됩니다.

이러한 상태를 반복하여 수련하는 중에 집중력은 상승하게 되며, '잡념'은 변화하여 '일념一念'을 이루게 됩니다. 정신이 하나로 통일되었을 때 기억력과 사고력, 창조력은 비약적으로 계발됩니다. 도가의 유명한 단학경전인 『음부경陰符經』에 다음과 같은 말이 있습니다.

> 낮밤으로 정신을 하나로 집중하여 깨어있을 수 있으면, 평소 능력의 만 배를 발휘할 수 있다.

이 단학수련을 통하여 번뇌 망상이 근절되고 정신집중이 잘되면, 누구나 자신의 평소 실력의 만 배까지도 도달할 수 있다는 것입니다. 만 배는 차치하고 몇 배만 더 늘어도 그 쓰임은 무궁해지죠.

정신의 변화는 다시 육체의 변화로 이어집니다. 정기가 충만해지면 정신이 깨어나게 되듯이, 정신이 각성되어 깨어나게 되면 다시 몸 안의 정기를 충만하게 하고 육체를 건강하게 합니다. '몸·기운·마음'이 본래 하나이기에 그런 현상이 일어나는 것입니다. 동양의학의 바이블인 『황제내경』에서도 정신이 깨어나면 기운과 몸이 절로 건강해질 것이라고 말합니다.

> '마음'을 편안하고 텅 비게 하면 '참된 기운'이 저절로 따라온다. 정신을 안으로 잘 지키면 병이 어디서 오겠는가?
>
> 恬惔虛無 眞氣從之 精神內守 病安從來

그리고 나아가서 단학은 생사를 초월한 우리의 참된 자아인 '원신元神'의 각성이라는 크나큰 깨달음을 얻도록 인도합니다. '원신'은 바로 '양심'이니, 우리 내면의 양심이 각성되어 '인의예지신仁義禮智信'(사랑·정의·예절·지혜·성실)의 양심이 계발됩니다. 양심의 계발은 '인성교육'의 핵심이니, 나와 남을 모두 이롭게 하는 '홍익인간'의 삶을 살 수 있게 합니다. 이러한 정신적 변화는 육신의 변화와 더불어 시너지효과를 발휘하여 우리의 삶을 근본적으로 변화시키게 됩니다. 이렇게 볼 때 '단학'이야말로 진정한 웰빙의 진수라고 할 수 있습니다.

'홍익인간'은 나만의 웰빙이 아닌 우리 모두의 웰빙을 이루자는 것과 다르지 않습니다. 이 정도의 목표를 가지고 남과 나를 둘로 보지 않고 정신수련에 정진할 때 단학의 효과는 더욱 극대화될 것입니다. 단학은 자꾸자꾸 밝아지자는 정신수련법입니다. 나 하나만 위하자는 어두운 생각을 견지한 채로는 결코 단학의 참맛을 볼 수 없을 것입니다.

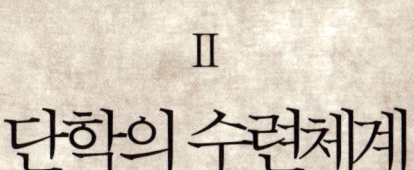

II
단학의 수련체계

이제는 본격적으로 초보자를 위한 단학수련법을 배워보도록 하겠습니다. 국조 대황조님께서 전하신 조식법(호흡법)을 가장 간명하게 설명한 조선시대 대표적인 단학서인 북창 정렴 선생의 『용호비결』에 근거하여 ① 폐기閉氣 ② 태식胎息 ③ 주천화후周天火候의 순서대로 현대인들이 이해하고 익히기 쉽도록 설명하고자 합니다.

『용호비결』에서 말하기를, "단학을 닦는 도는 지극히 간단하고 쉬운 것이다."라고 하였습니다. 또한 "오직 배우는 이의 '정성'에 달려 있을 뿐이다."라고 말하고 있습니다. 따라서 단학수련의 핵심요령은 간단하고 쉬운 것을 꾸준히 정성껏 수련하는 것이라고 볼 수 있습니다. 호흡의 조절이라는 간단한 방법을 꾸준히 수련한다면 누구나 목표하는 성과를 이룰 수 있을 것입니다. 절대로 쉽게 포기하지 마십시오!

1

폐기, 기운을 모아라

'폐기閉氣'란 단전에 기운을 모으는 것을 말합니다. 단전에 기운이 모이게 되면 기운의 응축된 형태인 '정精'(정액)도 충만하게 됩니다. 『용호비결』의 주석에서는 다음과 같이 말하고 있습니다.

> 혹은 '복기'伏氣(기운을 단전에 숨김) 또는 '누기'累氣(기운을 단전에 쌓음)라고도 한다. 『황정경黃庭經』에 "신선도사라 하여 별다른 신통력이 있는 것이 아니다. '정액'(精)과 '기운'(氣)을 쌓아서 참되게 하였을 뿐이다."라고 한 것은 바로 이것을 이른 말이다.

『용호비결』에서는 ① 폐기閉氣 ② 태식胎息 ③ 주천화후周天火候라는 단학의 3단계 과정 중에서 가장 기초가 되며, 또한 전 과정을 통하여 가장 중요한 것은 바로 '폐기'라고 설명하고 있습니다.

> 그 공부는 오로지 '폐기'하는 중에 있다.
> 其工夫 專在於閉氣中

> 대개 공부의 첫 시작은 '폐기'일 뿐이다.
> 蓋下手之初 閉氣而已

『용호비결』에서는 '단전에 기운을 모으는 법'을 강조하기 위해 그 주석에서 다음과 같이 설명하고 있습니다.

> 이것이 이른바 한마디의 비결이요, 지극히 간단하고 쉬운 도이다. 옛사람들은 누구나 이것을 숨겨서 내놓으려 하지 않았고, 알기 쉬운 말로 하려고도 않았으므로, 사람들은 처음 공부를 시작하는 방법을 알지 못하였다.

이렇게 볼 때 조식調息의 요령은 어렵지 않습니다. 의식을 아랫배의 하단전(배꼽에서 5~6cm 아래에 위치함)에 집중하고, 호흡을 깨어 있는 마음으로 고르게 하는 중에, 자연히 단전에 기운이 모이도록 하는 것이 초학자가 유념해야 할 전부인 것입니다.

1 바른 원願 세우기

　단학은 자신을 밝히고 남을 밝혀서 온 천하를 밝게 만드는 것을 목표로 하는 공부입니다. 그래서 국조 대황조님께서 "널리 인간을 돕고 사랑하라!"는 홍익인간 이념을 전파하시면서, 그 구체적 방법론으로 '조식법調息法'을 전해주셨던 것입니다.

　따라서 우리는 선현들의 큰 뜻을 이어받아 단학수련을 함에 있어, 남과 나를 동일하게 보며, 남을 나처럼 이해하고 사랑하자는 대아大我적 이념을 항상 잊어서는 안 될 것입니다. 나 혼자 살고자 하는 단학수련은 이미 그 시작부터 어두운 이기심에 빠진 수련이 되고 말 것이니, 어찌 우리가 목표하는 본래의 밝음(明)을 회복할 수 있겠습니까.

　본래의 밝은 본성을 회복하여, 모두가 함께 사람답게 사는 '대동大同사회'를 이루는 초석이 되겠다는 큰 뜻을 품고 단학수련을 한다면, 하늘도 그 뜻을 가상히 여기실 것입니다. 어찌 그 수련이 삿된 길로 빠지겠습니까. 단학수련을 시작함에 있어, 수련을 통해 밝은 깨달음을 얻게 된다면, 반드시 내 이웃과 나라와 겨레, 나아가 온

인류에 도움이 되는 일에 앞장설 것이라는, 홍익보살의 대승大乘적 목표를 분명히 세우고 수련합시다!

2 수련의 자세

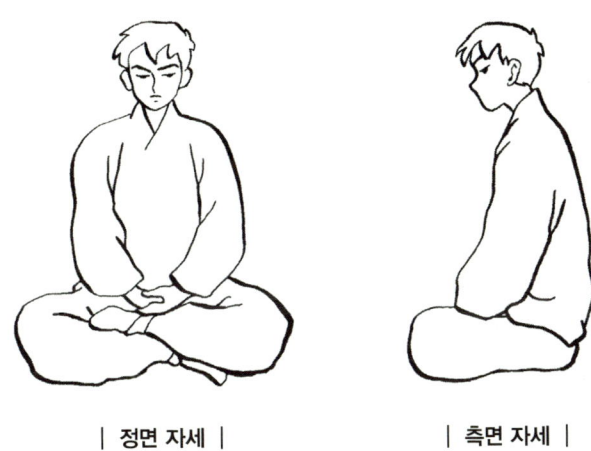

| 정면 자세 | | 측면 자세 |

   단학의 가장 기초가 되는 폐기閉氣를 이루기 위해서는 무엇보다 먼저 올바른 단학수련의 자세를 알아야 합니다. 그러면 단학수련을 효과적으로 이룰 수 있도록 도와주는 기본자세에 대해 살펴보도록 하겠습니다.

(1) 의식

   먼저 마음을 고요히 하여야 합니다. 마음이 번잡해서는 호흡수련의 진척이 더디게 됩니다. 항상 마음을 들이쉬고 내쉬는 '호흡'에 온전히 모을 수 있어야 합니다. 그리고 그 다음에는 배꼽 밑 5~6cm 아래에 위치하는 하단전에 가볍게 마음을 모아서 번잡함을 씻어 낼 수 있어야 합니다.

들이쉬고 내쉬는 호흡도 항상 단전을 중심으로 관찰할 수 있어야 합니다. 이것이 바로 '의수단전意守丹田'(의식을 오로지 단전에 두는 것)이라는 것입니다. 이렇게 단전을 중심으로 호흡에 집중하면 정신은 깨어있는 각성된 상태를 유지할 수 있고, 깨어있는 상태로 호흡에 임할 때 호흡법은 큰 효과를 낼 수 있습니다.

(2) 다리

『용호비결』에서는 다리를 포개고 단정히 앉아야 한다고 하여 가부좌跏趺坐를 가장 기본으로 설명합니다. 가부좌는 오른쪽 발을 왼쪽 허벅다리 위에, 왼쪽 발을 오른쪽 허벅다리 위에 놓고 앉는 좌법으로 불교에서는 금강좌金剛坐라고도 불리는 것입니다.

그러나 좌법은 무엇보다 자신에게 편해야 하며 호흡을 오래도록 지속할 수 있어야 합니다. 따라서 가부좌도 좋고 한쪽 발만을 다른 쪽 허벅다리 위에 올려놓는 반가부좌, 평좌도 좋으며 무릎을 꿇고 하셔도 괜찮습니다. 의자에 앉아서 일하시는 중에 잠깐의 시간을 내어 하셔도 좋습니다. 또한 힘드시면 기대면서 하셔도 상관없습니다.

(3) 허리

『용호비결』에 의하면 "등뼈는 마땅히 수레바퀴 모양으로 둥글게 하여야 한다."고 하고 있듯이, 허리는 쭉 펴지 않고 자연스럽게 편하게 앉으면 되겠습니다. 허리를 너무 세우면 단전까지 호흡이 드나들기가 힘들어집니다. 단학은 무엇보다 단전에 기운을 모으는 것이 핵심입니다. 호흡하기에 가장 편안한 자세를 찾으세요. 자세에 너무 구애받지 마시기 바랍니다.

(4) 눈

눈은 완전히 뜨지 않고 눈썹을 발처럼 드리워 내려다보듯이 반개半開하는 게 옳습니다. 눈을 완전히 뜨면 정신이 산란해지며, 수련 초기에 눈을 완전히 감게 되면 잡념과 망상에 빠지기 쉽습니다. 그래서 불상의 눈처럼 가볍게 반개하는 것입니다.

(5) 시선

눈은 콧등을 대하고, 코는 배꼽을 대해야 합니다. 눈은 자신의 앞은 자리에서 한 30cm 정도 앞을 본다는 기분으로 위치시키면 됩니다. 그 부분에 가상의 점을 상정하고 무심하게 내려다보듯이 시선을 향하면 되겠습니다. 그러면 눈은 자연스럽게 콧등을 바라보는 형국이 되며, 코는 아랫배의 단전을 향하게 됩니다. 이러한 자세야말로 자연스럽게 단전에 기운을 모으는 최적의 자세입니다. 그래서 『용호비결』에서

> 진실로 마음을 고요히 하고 머리를 자연스럽게 숙여 아래를 보되 눈은 콧등을 보고 코는 배꼽 언저리를 대하게 하면, 기운은 아래로 내려갈 수밖에 없다.

라고 설명하는 것입니다.

(6) 입

단학수련 시 유의해야 할 사항은 입은 꼭 다물어야 한다는 것입니다. 단학은 오로지 코로만 호흡을 하여야 합니다. 입보다 코로 호흡을 할 때 외부의 잡기雜氣가 더 걸러지는 면도 있으나, 무엇보다 입으로 숨을 쉬게 되면 몸 안의 정기正氣가 빠져나가게 되므로, 그만큼 단전에 기운을 모으기가 힘들어집니다. 따라서 항상 입은 꼭 다물

고 코로만 호흡을 조절해야 한다는 사실을 명심합시다.

3 호흡에 집중하기

'호흡'은 말 그대로 내쉬고 들이쉬는 숨으로서, 우리 생명의 근간입니다. 호흡법이란 우선적으로 몸 안의 탁기濁氣를 토해내고, 맑은 청기淸氣를 들이쉬는 것을 그 골간으로 합니다. 이렇게 탁한 기운을 내뱉고 맑은 기운을 받아들이는 호흡呼吸을 의도적으로 하는 과정에서, 반드시 주의해야 할 것은 '호흡'(息)에 '마음'(心)을 집중하는 것입니다. 폐기의 첫 시작에서 가장 중요한 것은 호흡에 온전히 정신을 모으는 것입니다.

숨을 들이쉴 때는 숨을 들이쉬는 과정에 대하여 깨어있어야 하며, 내쉴 때는 내쉬는 것에 깨어있어야 합니다. 항상 깨어있는 상태를 유지하여야 합니다. 결코 호흡을 놓쳐서는 안 됩니다. 들이쉬고 내쉬는 숨에 정신을 집중하여 알아차려야 합니다. 호흡을 놓친 채 명한 상태로 호흡을 해서는 정신수련이 되지 않습니다.

우리가 아랫배를 중심으로 하여 호흡이 들어가고 나가는 것을 잘 알아차리다 보면, 고도의 정신집중인 '삼매三昧'와 정신의 광명한 '지혜'를 이룰 수 있는 기초가 굳건하게 됩니다. 간단한 호흡에의 집중만으로도 이렇게 커다란 성취가 가능해지는 것이 호흡법의 특징입니다. 유교나 불교, 도교 및 각종 종교의 가장 기본적 정신수련법이 자신의 호흡을 조절하는 것인 이유도 이 때문입니다.

　부처님의 정신수련법으로 널리 알려진 '위빠사나(觀) 수행법'도, 그 시작은 들이쉬고 내쉬는 자신의 호흡에 대한 몰입(出入息念)을 바탕으로 하여, 정신·육신상에서 일어나는 모든 현상들을 관찰함으로써 '대광명의 지혜'를 얻어 해탈에 도달하는 방법인바, 모두 호흡에 대한 몰입을 통하여 정신을 각성시키는 수행법입니다.

　호흡에 집중하는 요령을 살펴보면, 먼저 숨을 들이쉬고 내쉬면서 아랫배(단전)를 중심으로 하여 몸과 마음에서 일어나는 변화들을 이렇다 저렇다 판단하지 말고 그냥 편안하게 지켜보면 됩니다. 그러다 보면 정신이 점차 맑아지고 분명해지는 것을 느낄 수 있을 것입니다. 이렇게 호흡을 통하여 항상 맑은 정신을 가꾸어 가면 됩니다. 호흡을 지켜보면서 점점 성숙하고 맑아져 가는 '나 자신'을 느껴보십시오. 이러한 '호흡에 집중하기'는 조식법의 핵심 요령으로 폐기(閉氣)의 기초이자, 단학수련의 전 과정에 걸쳐 중시되는 핵심적 정신집중법입니다.

호흡에 집중하기 위해서는, 날숨과 들숨 그 자체에 온전히 몰입해야 합니다. 잡념을 제거하고 호흡에 집중하기 힘들 때는 "들이쉰다!", "내쉰다!"라고 속으로 암송하는 것도 하나의 방편이 됩니다. 그러나 이는 어디까지나 방편입니다. 호흡에 재미가 나기 시작하면 이런 요령들은 굳이 필요치 않게 될 것입니다. 바쁜 일상 중에도 이런 방식을 이용하면 가볍게 5분 정도만 집념을 해도 정신이 아주 새로워지게 됩니다.

항상 '지금 이 순간' 즉 지금의 날숨과 들숨을 지켜보는 이 순간을 내 생애 최고의 순간으로 알고, 다른 일은 생각도 하지 말고 음미해야 합니다. 지금 이 순간 숨을 들이쉬고 내쉬는 행위보다 더 중요한 일이 수련자의 마음속에 남아 있는 한, 호흡은 2차적인 것이 되어서 정일한 몰입이 방해받게 됩니다.

이 마음을 돌이켜 "이 날숨·들숨이야말로 내 생명의 전부이며, 이 순간 이 호흡을 지켜보는 것 외에 나에게 더 중요한 일은 없다!"라고 생각하고 수련에 몰입해야 합니다. 호흡법만이 아니라 무슨 일이든지, 그 자체를 수단시하지 말고 최고의 목표로 알고 수행할 때, 그 효과가 좋은 것은 당연한 일입니다. 호흡법의 최고 요령은 한마디로 '몰입'이라고 할 수 있습니다.

　이런 식으로 모든 것을 놓아 버리고 자신의 호흡만을 고요히 지켜 보다 보면, 잡념으로 가득한 우리의 마음은 차차 맑아지고 고요해지고 깨어나게 되어, '호흡'에의 '일념一念'(몰입)이 이루어지게 됩니다. 이러한 고요함과 각성된 의식 속에서 세상의 원리(logos)들이 보다 높은 시각에서 분석되고, 항상 영감어린 생각이 가득하게 됩니다. 이러한 모든 현상은 우리의 참된 자아, 고차원적 자아인 '원신元神'이 드러나기 때문에 나타나게 되는 것입니다.

　그리고 우리의 기존 선입견으로 시비를 판정하지 않고, 현상 그대로의 옳고 그름을 양심에 따라 자명하게 판단하게 될 것입니다. 그러면 자명한 확신을 가지고 무엇이 옳은지, 그른지를 알게 됩니다. 인생을 보다 초연한 시각에서 바라보면서, 양심적 사고 즉 우주적 사고를 하면서 살아가는 것, 이것이야말로 누구나 누려야 하고 누릴 수 있는 경지라고 봅니다. 방법도 아주 쉽습니다. 편안한 마음으로 자신의 생명의 근원인 '호흡'을 깨어있는 의식으로 알아차리면 되니 말입니다.

호흡에 몰입하는 요령

❶ 눈을 감고 단정히 앉는다.

❷ 입은 다물고 코로만 숨을 쉰다.

❸ '시간'을 잊어버린다.

❹ '장소'를 잊어버린다.

❺ 손과 발, 몸의 위치·자세를 느껴본다.

❻ 호흡의 '들이쉼·내쉼'을 알아차린다.

❼ 호흡을 들이쉴 때 '청정한 기운'이 들어오고 내쉴 때 '탁한 기운'이 나감을 알아차린다.

❽ 호흡이 '고르게' 들어오고 나감을 알아차린다.

❾ 호흡이 '끊어짐 없이' 들어오고 나감을 알아차린다.

❿ 들이쉴 때는 마음속으로 "들이쉰다!"라고 생각하고 내쉴 때는 "내쉰다!"라고 생각한다.

❶ 몸이 '편안해짐'을 알아차린다.

❷ 몸이 '건강해짐'을 알아차린다.

❸ 마음이 '맑고 밝아짐'을 알아차린다.

❹ 마음이 '고요하고 편안해짐'을 알아차린다.

❺ 잡념이 나면 "모르겠다!", "괜찮다!"라고 선언한다.

초간단 마음리셋법

-
-
-
-
-

컴퓨터나 인간이나 쓰면 쓸수록 속도가 느려지고 잡음이 껴서 답이 없어지며 시야가 좁아집니다. 마음을 수시로 리셋하여 초기화할 수 있어야 합니다!

❶

과거는 이미 사라져 존재하지 않고
미래는 아직 존재하지 않으며
오직 '지금 이 순간'만 존재한다는 것을 명심하고,
마음이 과거나 미래를 향하지 않도록
오직 지금 이 순간의 '호흡'에만 몰입합니다.

❷

'시간'을 잊어버리십시오.

"지금 몇 시인가?"를 마음속으로 묻고

"모른다!"라고 답하고, 진실로 모르는 일이라고

실감나게 상상합니다.

❸

'장소'를 잊어버리십시오.

"지금 어디인가?"를 마음속으로 묻고

"모른다!"라고 답하고, 진실로 모르는 일이라고

실감나게 상상합니다.

❹

'자신'을 잊어버리십시오.

"내 이름은 무엇인가?"를 마음속으로 묻고

"모른다!"라고 답하고, 진실로 모르는 일이라고

실감나게 상상합니다.

❺
잡념이 일어나고 사라짐을 신경 쓰지 않고

오직 '모르는 마음'을 유지하는 것에 신경을 쓰십시오.

잡념을 없애려 하지 마십시오.

잡념에 관심을 주지 않는 것으로 충분합니다.

의식의 초점은 분명하되

잡념을 느끼지 못하게 되어

마음이 고요해지고 선명해지면,

비록 잠깐일지라도 마음이 '리셋'된 것입니다.

10분 명상, 호흡에 몰입하기

-
-
-
-
-

자, 눈감으시고요.

지금 여기가 어딘가라고 물어보십시오.

"모른다!"라고 하시고요.

"모른다!"라고 하시면 정말 모르게 됩니다.

뇌는 판단을 멈추게 됩니다.

몇 시인가 물어보십시오.

"모른다!"라고 하십시오.

"모른다!"라고 하시고요,

자신의 호흡만 느껴보십시오.

들어오고 나가는 호흡만 바라보십시오.

과거는 사라지고 없습니다.
미래는 아직 오지 않았고요.
존재하는 것은 이 순간 밖에 없습니다.

지금 이 순간 들어오고 나가는 호흡만 바라보십시오.
지금 이 순간 할 수 있는 가장 고귀한 일입니다.

잡념이 일어나면 "모른다!" 하시고요.
또 "괜찮다!" 하십시오.

어깨에 힘 빼시고요.
입가에 미소를 지으십시오.
지금 이 순간을 깊이 만족해보십시오.
부족한 게 하나도 없습니다.

숨이 들어와서 내 몸에서 일어나는 일을 관찰해보십시오.
숨이 나가면서 일어나는 일도 관찰해보십시오.
숨을 느끼고 관찰하기만 하십시오.
인위적인 조절을 하지 마시고요.

"모른다!"를 이겨낼 수 있는 잡념은 없습니다.

"모른다!"라고 하십시오.

"몰라서 괜찮다!"라고 하십시오.

"모른다!"라고 하실 때마다 더욱 깊은 내면으로 들어가실 겁니다.

'호흡'을 빈틈없이 알아차리시고요.

단전이 있는 아랫배 쪽으로

몸의 에너지가 내려가는 것을 느껴보십시오.

머릿속은 텅 빈 것처럼 됩니다.

어떤 생각도 할 수가 없고요.

오직 호흡을 알아차릴 뿐입니다.

어깨에 힘 빼시고요.

"편안하다!"라고 하십시오.

어떠한 고민도 없고 번뇌도 없는 상태를 즐기십시오.

과거도 미래도 아닌

지금 이 순간 호흡에 집중하십시오.

들어오는 느낌을 관찰하시고요.

나가는 느낌을 알아차리십시오.

지금 이 순간 더 필요한 것은 없습니다.

마음을 불편하게 하는 모든 것들에 대해

"모른다!", "괜찮다!"라고 하십시오.

마치겠습니다.

 유튜브(YouTube): 윤홍식의 10분 명상

4 호흡을 고르게 하기

'호흡에 집중하기'를 통하여 호흡에의 정신집중력이 길러져서 어느 정도 정신의 고요함과 깨어남을 맛보았다면, 이제는 구체적으로 조식법을 통해 '폐기'의 요령을 익혀가야 합니다. 단학수련은 한 단계씩 꾸준하게 나아가야 합니다. 앞 단계에서 너무 정체하다 보면 다음 단계로 나아가는 힘이 약해집니다. 마음이 게을러지기 쉽죠. 하나의 봉우리에 너무 만족하지 말고 정상을 향하여 계속 나아가야 합니다.

『용호비결』에서는 조식調息에 대하여 다음과 같이 설명합니다.

> 들이쉬는 숨은 면면히 끊어지지 않게 하고 내쉬는 숨은 미미하게 하여, 항상 '정신'과 '기운'으로 하여금 배꼽 아래 1촌 3푼의 복판(하단전)에 서로 머물게 하여야 한다.
> 入息綿綿 出息微微 常使神氣 相住於臍下一寸三分之中

여기서 말하는 배꼽 아래 1촌 3푼의 자리에 있는 단전은 하단전을 말하는 것으로서, 그 위치에 대해서는 의견이 분분하나, 보통 배꼽으로부터 5~6cm 아래의 안쪽이라고 생각하시면 됩니다.

조식은 항상 들이쉬고 내쉬는 중에 고요히 끊어짐이 없게 하는 것이 관건입니다. 숨이 거칠어지면 마음도 거칠어지게 됩니다. 숨을 고요하고 가늘고 길게 하는 것이 조식의 요결입니다. 단, 결코 숨이 끊어져서는 안 됩니다. 들이쉬고 내쉬는 중에 숨을 멈추어서는 안 됩니다. 이렇게 숨을 멈추는 것은 지식止息이지 조식調息이 아닙니다. 하단전에 의식을 모으고(意守丹田) 숨을 고르게 하다 보면, 우리의 '정신'(용龍, 화火)과 '기운'(호虎, 수水)이 배꼽 아래의 단전에서 서로 만나 내단內丹이 이루어지게 됩니다.

그러나 이 단계에서는 무엇보다 호흡을 끊어짐 없이 고르고 길고 가늘게 단전까지 도달한다고 생각(念)하며 숨을 들이쉬고 내쉬는 것이 관건입니다. 아직 단전까지의 길이 나지 않았기 때문에 단전의 정확한 위치는 알 수 없을 것입니다.

그러니 다만 배꼽 아래 부위에 단전이 있다고 상상을 하고, 숨을 들이쉬면 숨이 횡격막에서 멈추는 것이 아니라 단전까지 내려가며, 숨을 내쉴 때는 단전에서 코를 통하여 배출된다고 상상하면서 호흡

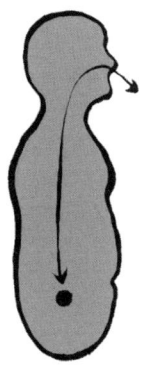

| 단전까지 숨이 내려간다고 상상하기 |

을 하는 것입니다. 지금은 상상이지만 머지않아 현실화될 것입니다. 너무 마음을 급하게 먹지 마시기 바랍니다.

정신(神)이 가면 기운(氣)이 가고, 정신이 머물면 기운도 머무는 것이 원칙입니다. 따라서 정신은 기운의 지휘관과 같습니다. 이렇게 정신으로 호흡이 단전까지 도달한다고 상상을 하면서 호흡을 하다 보면, 차차 기운이 단전에 머물게 됩니다. 이러한 원리로 정신(龍)과 기운(虎)이 단전에서 서로 조우하게 되는 것입니다.

호흡은 무엇보다 고르게 해야 합니다. 예를 들어 2초를 들이쉰다면, 다시 2초를 내뱉어야 합니다. 중간에 멈추어서는 안 됩니다. 이것이 조식의 핵심 요령입니다. 시계의 똑딱거리는 소리를 들으면서 하면 좋습니다. "똑똑", "딱딱" 이렇게 시계 소리를 들으면서 구분해 가면서 하면 됩니다. 호흡은 단전까지 내려간다고 생각(念)하되, 시계 소리로 자신에게 가장 편안한 초수를 찾아서 균등하게 들숨과 날숨의 길이를 맞추어 숨을 쉬면 됩니다. 코로만 숨을 쉬어야 합니다. 입은 굳게 다물어야 합니다.

일반인은 호흡의 길이가 들쑥날쑥 합니다. 들숨이 길거나, 날숨이 길죠. 들이쉬는 숨과 내쉬는 숨의 길이와 굵기가 같아야 진정한 조식調息이 됩니다. 초수를 균등히 하려면 자신의 호흡 초수를 정확히 알아야 합니다. 자신에게 가장 편안하면서 1시간 정도를 큰 무리 없이 시행할 수 있는 호흡 초수 말입니다. 예를 들어 들이쉬는 숨이 3초, 내쉬는 숨이 2초라면 2초-2초로 초수를 조절하는 것이 좋을 것입니다. 보다 짧은 초수에 맞추어야 편안하게 오래 유지할 수 있기 때문입니다.

2초-2초를 출발점으로 알고 조식법을 시작했다면, 들이쉬는 숨 2초와 내쉬는 숨 2초가 1시간 이상 무리 없이 마음에 큰 파동 없이 진행되는지 연습해보십시오. 처음에는 힘이 들 것입니다. 그러나 자꾸 연습하는 중에 1시간 이상 편안하게 흐르는 경지에 도달하게 될 것입니다. 보통 하루에 2시간 정도 이상은 해야 수련효과가 좋습니다. 그리고 힘들더라도 하루에 최소한 30분 이상은 호흡법을 행하는 것이 좋습니다.

그러다 보면 앞서 '호흡에 집중하기'에서 설명하였듯이 호흡이 편해지고 마음이 상쾌하고 시원해지는 경지가 찾아올 것입니다. 그러나 여기에 안주하면 안 됩니다. 물론 여기에 오래 머물면서 마음의 고요를 더욱 만끽하는 것도 명상법으로서는 훌륭합니다. 그러나 단학의 성취를 목표로 한다면, 다시 더 나아가야 합니다. 마음만을 안정시키는 일반적 명상법과 조식법은 목표가 다릅니다. 단학수련은 정기신精氣神을 고루 닦아 선천의 밝음을 완전하게 복원하자는 보다 포괄적인 수련법이기 때문입니다.

아무튼 호흡이 2초-2초에서 고르게 유지된다면, 이제 3초-3초로 나아가면 됩니다. 절대 조심해야 할 것은, 2초-2초가 여유 있다고 너무 급하게 호흡을 늘리면 안 된다는 것입니다. 그러다 보면 반드시 무리가 따르게 됩니다. 2초-2초가 여유 있다고 바로 3초-3초가 여유 있게 되지는 않습니다. 그러나 며칠 정도 반복해서 연습하다 보면 차차 안정이 찾아오고, 어느덧 3초-3초도 여유로워질 것입니다.*

자신의 현재 호흡 초수로 1시간 이상 여유롭게 할 수 있을 때 늘려나가면 되는데, 절대 무리하지 말고 1초-1초씩 늘려가야 한다는 것을 잊지 마십시오. 쉽게 늘린 호흡은 무너지기도 쉽습니다. 기초를 충실하게 다지고 한 걸음씩 나아가시면 됩니다. 기초가 부실한 건물은 쉽게 무너지지 않겠습니까? 결코 무너지지 않는 튼튼한 건물을 올린다는 생각으로 호흡을 조금씩 여유 있게 늘려나가면 되겠습니다.

이렇게 호흡을 늘려가는 중에도 항상 잊지 말아야 할 것은 '호흡에 집중하기'에서 익혔던 요령들입니다. 무리한 힘을 빼고 호흡을 편하게 하면서 호흡에 정신을 집중하는 것이 폐기의 기초인 만큼, 호흡을 조금씩 늘려가는 중에도 결코 잊어서는 안 됩니다.

---

* 홍익학당에서는 수련에 도움이 되는 음성파일(물방울 소리 등)을 무료로 제공해 드리고 있습니다. 홍익학당 홈페이지를 검색하여 접속하신 후 '소개→자료실'을 클릭하거나, 네이버 카페 홍익학당 메뉴 중 '홍익학당 학습백과→홍익학당 공부법→수련용 파일'을 클릭해 보세요.

5 단전에 기운을 모으기

단전에 의식을 모아 호흡을 고르고 길게 해나가다 보면, 호흡이 들이쉬는 숨 10초에 내쉬는 숨 10초 정도(한 호흡에 20초 정도) 이상에 도달하게 될 것입니다. 이 정도의 폐기 수준을 넘어서면 『용호비결』에서 말하는 다음의 경지가 몸에서 일어나게 됩니다.

> 그러므로 단학수련의 길은 반드시 '폐기(閉氣)'를 공부의 시작으로 하여, 다리를 포개고 손을 단정히 하며, 안색을 편안하게 하고 온화한 빛이 감돌게 하며, 눈꺼풀은 발처럼 드리우고 아래를 보아, 반드시 정신과 기운이 배꼽 아래 단전 가운데 머물게 하면, 몸의 위쪽에 있는 '사악한 기운'(風邪)이 마치 구름이 밀리고 안개가 하강하듯 세차게 흘러내려서, 먼저 가슴에서 배로 내려가게 된다. [처음에는 배가 가득 찬 듯하고, 다음에는 배가 아프다.]

호흡이 단전까지 도달한다고 생각하면서 기운을 단전에 조금씩 모아가다 보면, 차차 기운이 횡격막을 꿰뚫고 단전까지 실제로 내려가는 증험이 몸에서 일어나게 됩니다. 그 과정에서 뱃속이 찌르듯이 아프기도 하고 큰 소리가 들리면서 무엇인가 내려가는 느낌도 들지만, 이는 모두 공부가 잘 진행되고 있다는 증거이니 놀라지 않아도 되며, 공부에 차질이 있어서는 안 될 것입니다. 이렇게 단전까지 실제로 길이 나는 증험을 하여 실제로 기운이 뭉치는 단전자리를 정확히 찾는 것이 이 단계의 핵심입니다.

『용호비결』의 설명을 들어보겠습니다.

> '폐기閉氣'의 초기에는 가슴이 답답해지기도 하고, 혹은 뱃속이 찌르는 듯 아프기도 하며, 혹은 우레 소리를 내며 무엇인가 내려가기도 한다. 이러한 것들은 모두 공부가 잘되고 있다는 징조이다. 대개 상부上部의 '풍사風邪'(병을 일으키는 사악한 기운)는 올바른 기운(正氣)의 핍박을 받게 되면 공동처空洞處(단전)로 흘러 들어가게 된다.

> 기운을 전송하는 길(단전까지의 행로)을 얻은 연후에야, 기운이 저절로 평안해지고 병도 자연히 사라지게 될 것이다. 이것이 공부의 첫 길이니, 또한 "공부의 실제적인 맛을 보았다."(片餉證驗)고도 한다. 가슴앓이나 배앓이로 늘 고생하는 사람이 더욱 마음을 다하여 수련한다면 그 효과가 매우 신묘할 것이다.

단전까지 길이 나게 되면 이제 진정한 폐기를 증험해볼 수 있게 됩니다. 단전자리를 명확히 찾았기 때문에, 단전에 기운이 실해지고 영글어가는 것을 실제로 체험하면서 호흡을 늘려가면 되는 것입니다. 단, 이 단계에서는 호흡을 성급히 늘리는 것을 삼가야 합니다. 단전까지 길이 나면서 단전에 기운을 모으고 채우는 폐기를 충분히 맛보아야 하는 것입니다. 이는 다음 단계에서 자세히 설명하겠습니다.

하단전이란 바로 중국 도가에서도 그토록 강조하는 현빈玄牝(단전의 다른 이름, 현묘한 암컷이라는 뜻)이라는 한 구멍(一竅)을 말합니다. 이 단전이라는 '구멍'(hole)은 태초의 원기元氣가 잠복해있는 자리로서, 이 단전이 되찾아졌다는 것은 정기신 합일의 토대가 구축되었다는 점에서 공부의 1차 성공이라고 할 수 있을 것입니다.

이제부터는 더더욱 이 단전에 정신을 집중해야 합니다. 들이쉬고 내쉬는 호흡도 모두 이 단전을 중심으로 관찰해야 합니다. 단전에 뭉쳐지는 '정기精氣'에 '정신精神'을 실어야 하기 때문입니다. 그래야만 '정기신'이 합일되고, 선천의 정기신(丹)이 회복됩니다. 이 단전만 영글어진다면 '태식胎息'과 '대주천大周天'도 가능해지며, 나아가 정기신의 합일체인 도태道胎가 결성되는 '결태結胎'가 가능해집니다.

이렇게 단전이 명확하게 찾아지면서 실제적인 폐기가 이루어지게 됩니다. 물론 정신이 가면 기운도 따라가게 되는바, 이전 단계에서도 단전에 어느 정도 기운이 모였을 것입니다. 다만 이 단계에 이르러서야 폐기의 실제를 체험할 수 있다는 것은, 그 전까지는 명확하게 느끼지 못하던 단전을 이 단계에서는 명확하게 느낄 수 있게 되었기 때문입니다. 즉 이전에는 단전이 명확히 열리지 않았기에 기운이 잘 모이지 못하고 쉽게 흩어지던 것이, 이제부터는 단전에 차곡차곡 쌓여가게 되는 것입니다.

그리고 보통 이 단계를 지나게 되면, 화후火候(열기)라고 하는 단학의 중요한 개념을 이해할 수 있게 됩니다. 단전을 명확히 찾고 거기에 의식을 모으다 보면 단전에서 열기가 일어나는 증상을 겪게 되는 것입니다. 이는 불(火)에 해당하는 신神이 물(水)에 해당하는 기氣를 덥히기 때문에 일어나는 단학의 주요한 증상입니다. 이러한 단계를 거쳐 점차 정기신은 선천성을 회복하게 됩니다. 마치 연금술에서 불을 가하는 정련의 과정을 통해 점차 순금이 되듯, 후천적 정기신은 화후의 불에 의해서 질적 변화를 겪게 되는 것입니다.

6 소주천 완성하기

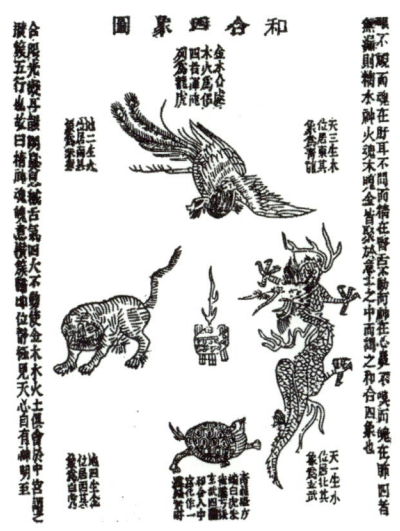

| 수목금화의 4기운이 토에서 모임, 『성명규지』 |

호흡이 대략 호와 흡을 합하여 20초 정도(10초-10초)에 이르면, 단전까지 가는 길이 되찾아지고, 단전자리가 점차 명확해져 갑니다. 여기에서 더욱더 정진하여 호흡을 아주 여유롭게 늘려나가다 보면, 호흡은 차차 길어져서 1분내지 2분에 도달하게 됩니다. 이 정도가 되면 폐기는 충분히 수련하였다고 보게 됩니다. 그러나 폐기를 이제부터 안 하는 것이 아니라(폐기는 향후 수련에서도 항상 기본이 됨), 폐기를 바탕으로 하되 차차 '태식胎息'의 단계로 넘어가게 된다는 것입

니다.

호흡이 10초-10초를 지나면서 뱃속에서는 소주천의 행로들이 차차 계발됩니다. 물론 이러한 소주천이 일어나지 않아도 됩니다. 단전 하나만 충만해져도 충분합니다. 중요한 것은 하단전의 성숙도입니다. 하단전만 꾸준히 성숙해간다면 충분합니다. 소주천이 처음에 돌지 않더라도 폐기량이 호흡 길이로 1분, 2분을 넘어서게 된다면, 소

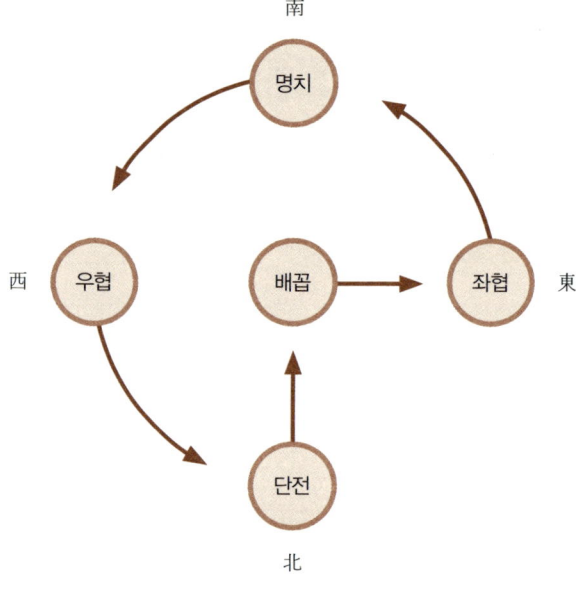

| 소주천의 행로 |

주천은 자연히 열리게 될 것입니다.

그러나 보통의 경우, 소주천의 행로는 폐기가 성숙해가는 과정을 통하여 점진적으로 열려갑니다. 호흡이 보통 10초-10초(합하여 20초)에 이르면 배꼽 부근까지의 길은 확실하게 나게 되며, 이후 폐기량이 늘어남에 따라 파이프가 개설되듯 단계별로 행로가 열려가게 될 것입니다.

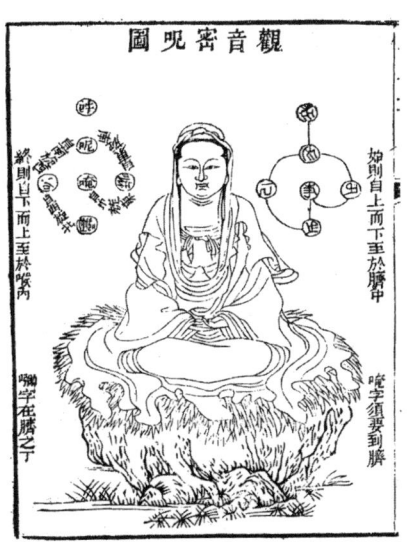

| 소주천의 행로, 『성명규지』 |

폐기를 충분히 하여 호흡이 30초 정도에 이르게 되면 왼쪽 옆구리(좌협左脇)에 이르게 되고, 다시 40초 정도가 되면 명치 부근인 명문命門에 도달하게 되며, 50초 정도면 충분히 오른쪽 옆구리(우협右脇)에 도달하며, 1분이 충분하면 우협에서 하단전까지 이어지는 행로가 열리게 됩니다. 물론 더 짧은 초수에서도 가능하며, 시간이 더 걸리더라도 무방합니다.

소주천의 행로가 열리는 것은 자연스럽게 이루어져야 하며, 힘이 가해져서는 안 됩니다. 힘이 가해지다 보면 탈선하기 쉽습니다. 항상 단전에 의식을 집중하고 기운을 모으는 중에 자연히 넘쳐흐르듯 기운이 흘러가도록 해야 합니다.

7 원신(참나)의 현존을 체험하기

'원신元神'(우리의 참나)은 우리의 머릿골(상단전)에 감추어져 있는데, 지극히 밝고 광명한 정신의 핵입니다. 이에 반해 우리가 일상생활에서 쓰는 일반적인 '의식意識'은 온갖 사려 작용을 일으키며 잡념과 욕심에 이끌려 다닙니다. 우리의 뇌에 존재하는 원신은 『삼일신고』에 의하면 하느님의 분신입니다. 하느님과 동질의 존재라는 말이죠. 그러한 하느님이 우리의 뇌에 이미 강림해 계시니 자신의 본성에서 그 씨알을 구해보라는 대황조님의 말씀은, 동서의 모든 종교를 포괄하는 깊은 지혜에서 나오는 말씀이 아닐 수 없습니다.

우리에게는 이미 하느님과 동질의 근원적 정신이 내재되어 있습니다. 이를 불교에서는 부처가 되는 씨알이라 하여 '불성佛性', 혹은 진리의 몸체라 하여 '법신法身'이라고 합니다. 유교에서는 도道의 마음이라고 '도심道心', 혹은 순수한 마음이라고 '양심良心'으로 부릅니다. 힌두교에서는 참된 자아로서의 하느님인 브라만과 동격이라고 하여 '아트만'이라고 부르죠. 이에 반하여 기독교는 이러한 성스러운 영靈을 하느님의 분신이라 하여 '성령聖靈'이라고 받듭니다. 칭하는 이름은 각기 다르나, 그 본질이 다를 수는 없습니다. 여러분도 체험해보세요. 하늘로부터 부여받은 우리 정신의 근원이 무엇인지 말입니다.

공자님께서는 『주역』 「계사전」에서 이 원신元神을 자세히 설명하고 있습니다. 먼저 우주의 원신에 대한 설명을 들어봅시다.

> 음인지 양인지 헤아릴 수 없는 것이 신神이다.
> 陰陽不測之謂神

이 우주의 원신은 우리의 이성으로 헤아리기 힘든 것입니다. 원신은 이성을 넘어서 존재하며, 이성의 근원이 되는 존재이기 때문입니다. 그러나 결코 이성을 초월하되 이성을 반대하지는 않습니다. 이성을 자유자재로 활용하는 존재가 바로 원신이죠.

이러한 우주의 원신은 공자님께서 『주역』 「설괘전」에서

> 신神이란 만물에 묘하게 작용하는 존재를 말한다.
> 神也者 妙萬物而爲言者也

라고 말하였듯이, 우주 만물을 낳고 주재하는 하느님입니다. 이러

한 원신이 존재하지 않았다면, 우주 만물과 인간은 존재하지 못했을 것입니다. 여기서 말하는 신神은 우리 겨레의 시조이신 대황조님께서 『삼일신고』의 2장에서 말씀하신, 우주의 근원적 신인 창조주 하느님에 해당한다고 볼 수 있습니다.

> 하느님은 위 없는 맨 첫 자리에 계시면서 큰 덕(德)과 큰 지혜(慧), 큰 힘(力)으로 하늘을 낳고 무수한 세계를 주재하시며, 하나하나의 만물을 만드시되 티끌만한 것도 빠뜨리지 않으셨다.

그런데 인간의 원신 또한 이러한 전지·전능한 하느님의 분신으로 동질의 능력을 갖고 있는바, 자신의 계발 여하에 따라 얼마든지 그 지혜와 능력을 발휘할 수 있습니다. 『주역』「계사전」에서는 이를 다음과 같이 설명합니다.

> 역易은 생각함도 없고 하는 것도 없으며, 고요하여 움직이지 않다가 홀연히 천하의 이치에 느끼어서 통하게 된다. 천하의 지극한 신神이 아니면 누가 능히 여기에 참가하리오.
> 易 无思也 无爲也 寂然不動 感而遂通天下之故 非天下之至神 其孰能與於此

여기서 말하는 '천하의 지극한 신神'이란, 우주적 '하느님'이면서 동시에 그 분신인 우리의 '순수의식'입니다. '신'은 항상 고요하되 천하에 모르는 것이 없는 전지·전능한 존재입니다. 우리도 우리에게 내재되어 있는 이러한 고유의 신성함을 다시 회복해야 합니다. 원신의 양지良知·양능良能을 회복해야 하며, 그 지혜와 사랑, 능력을 발휘함에 있어서 큰 덕과 큰 지혜, 큰 능력을 지니신 하느님을 본받아야 합니다. 그러기 위해서는 무엇보다 정신수련을 통하여 우리의 원신을 다시 밝혀내야 합니다.

그렇다면 이러한 우리의 참 자아인 원신은 어떻게 회복될 수 있을까요? 원신을 다시 회복하는 데는 공식이 있습니다. 원신은, 우리가 '잡념雜念'을 하나로 모아서 하나의 대상에 온전히 집중하는 '일념一念'을 이루고, 그러한 일념을 바탕으로 일체의 생각이 끊어져 의식을 원신 그 자체에 집중하는 '무념無念'을 이룰 때 완연히 드러나게 됩니다. 그러한 '원신'은 '혜광慧光'(지혜의 빛)으로 사물의 실상을 파악할

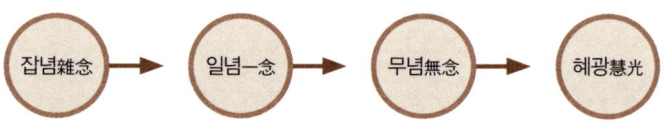

| 원신의 각성 |

수 있는 광명한 존재이며, 언제 어디서나 생각·감정·오감의 진정한 주재자로서 드러나게 됩니다.

『대통경大通經』에서는 다음과 같이 말하고 있습니다.

> 마음이 발생하면 본성(원신)이 사라지고,
> 마음이 사라지면 본성이 나타난다.
> 心生性滅 心滅性現

여기서 마음이란 '오감五感'과 오감의 정보를 바탕으로 분별시비를 일으키는 우리의 일반적 '의식'을 말합니다. 마음이 사라지면 우리의 '원신'이 다시 나타난다는 것으로, 이것이 바로 원신을 다시 회복하는 방법입니다. 마음이 사라진다는 것은 다른 것이 아니라, 마음을 하나로 모아서 생각·감정·오감 등 일체의 마음 작용을 내려놓는 것입니다. 우리가 마음을 초월할 때, 시공을 초월한 원신이 훤히 드러납니다. 원신의 현존을 체험하게 되는 것입니다. '호흡에 대한 몰입'이 심화되다 보면, 필연적으로 마음이 고요해지면서 '원신 자체에 대한 몰입'이 이루어지게 될 것입니다.

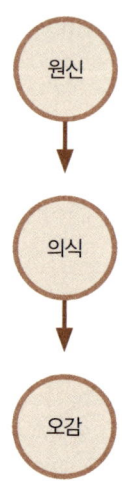

| 정신의 구조 |

'원신'은 고요하되 각성되어 있는, 우리의 깨어있는 '순수의식'입니다. 단학수련도 결국 이 원신을 다시 살려내자는 것입니다. 원신을 온전하게 밝혀내는 데는 두 가지 조건이 필수적입니다. ① 첫 번째 조건은 몰입을 통해 원신元神 자체를 각성시키는 것입니다. ② 두 번째 조건은 원정元精과 원기元氣의 회복입니다. 정기精氣를 머금지 못하는 원신은 그 힘이 미약하여 온전히 실체화되지 못합니다.

보통 일반적 명상법은 원신만의 각성을 추구합니다. 그러나 우리 단학수련에서는 하단전을 통해 원정, 원기를 먼저 회복시키면서, 상단전의 원신을 명확하게 각성시킵니다. 하단전의 수련은 반드시 원신의 각성으로 이어져야 합니다. 일반적 명상법에서와 같은 상단전만의 각성도 문제가 있지만, 원신의 각성으로 이어지지 않는 하단전만의 수련도 문제가 있는 것입니다.

불가에서는 원신을 각성시키기 위해 수많은 화두를 나열하지만, 최고의 화두는 바로 "나는 누구인가?" 이 한마디입니다. 호흡수련을 하는 중에 이러한 바른 의문을 품는다면, 우리는 우리의 본래면목인 참나를 확연하게 되찾을 수 있습니다. 또한 바른 호흡이 전제될 때 훨씬 더 명확하게 참된 자아인 원신을 되 밝힐 수 있습니다.

『용호비결』의 설명을 들어보겠습니다.

> 『참동계』에서 말하는 "생각을 버리고 허무로 돌아가라. 항상 '무념無念'의 상태가 되게 하고, ['무無'(무극)라는 것은 태극의 본체이다.] 스스로 증험하여 (한 계단씩) 차츰 밀고 나아감에, 마음이 딱 하나로 모아져서 종횡으로 흔들리지 않게 하라."라는 것이야말로 선도수련의 최고 핵심이 된다.

마음을 하나로 모아서 '일념'을 이루는 것은 우주와 마음의 본체인 태극으로 돌아감이며, 그 마음을 텅 비게 하여 '무념'의 경지에 도달함은 태극의 본체인 무극에 이르는 것입니다. 이 모두 고요하면서(무극) 광명한(태극) 원신元神의 참다운 갱생更生을 말하는 것입니다. 이것이 단학의 목표입니다.

'원신' 즉 내면에 존재하는 하느님과의 만남은 모든 종교의 교리를 초월합니다. 그 자리에서는 인간적인 견해에서 바라보는 모든 관념이 소멸하기 때문에, 문파의식과 종파의식이 빌붙을 자리가 없습니다. 오로지 고요함과 각성만 광대하게 존재합니다.

이 자리는 어떠한 죄나 허물, 의심도 도달할 수 없는 궁극의 자리인 것입니다. 이 원신과의 잦은 만남과 일치야말로 우리의 삶을 평화롭게 만들어 줄 것이며, 지혜와 사랑이 넘치도록 인도할 것입니다. 단학丹學은 이렇게 내면에 존재하는 하느님 즉, 자아의 근원(참자아)에게 정기신精氣神으로 올리는 기도입니다.

정기신을 하나로 모아 갈고 닦는 중에, 우리의 원신은 참으로 광명하게 드러나며 다시 밝혀집니다. 항상 하단전이 튼튼해진 뒤에 상단전이 명확해진다는 것을 잊지 맙시다. 정기精氣는 충만해야 하고,

원신元神은 광명해야 합니다. 이 양자의 모든 조건이 무르익어야만, 아랫배에서 원신의 태아(道胎)가 결성됩니다. 이 과정에 도달하기 위해선 보통 폐기량이 2분 정도가 되어야 합니다. 여기서『용호비결』은「태식」의 단계로 넘어갑니다.

여기서 주의할 것은,「폐기」가 충분하여 소주천이 완성된 후「태식」의 단계로 넘어가기 위해서는, 반드시 단학수련의 중진을 찾아가서 점검받고 태식법의 요령을 묻고 배워야 한다는 것입니다. 물론 폐기의 과정도 끊임없이 눈 밝은 이에게 점검을 받으며 가야만 실수가 없을 것입니다. 그러나 태식법은 법을 전수받지 못하고는 함부로 들어가기 힘든 법인바, 이렇게 더욱 강조를 하는 것입니다.

5분 몰입, 나의 존재감에 몰입하기

-
-
-
-
-

잠시만 시간을 내십시오. 5분이면 충분합니다.
자신이 지금 숨을 들이쉬고 있는지, 내쉬고 있는지,
주의를 기울여보십시오.

잡념이 일어나면 "몰라!"라고 선언하십시오.
오직 지금 이 순간 자신의 숨결만 바라보세요.
우리 마음은 곧장 리셋될 것입니다.

스스로에게 "내 이름은 무엇인가?"라고 묻고,
"몰라!"라고 선언하며,
자신의 이름을 완전히 잊고
자신의 '존재감'에만 집중해보십시오.

고요하되 또렷한 이 존재감이야말로

우리의 본래 모습입니다.

모든 것을 잊고 이 자리에서 푹 쉬며

자신을 충전하십시오.

지금 힘들고 초조하고 불안하십니까?

조금도 걱정하지 마십시오.

우리에겐 흔들리는 마음이 있듯이,

늘 고요하여 흔들리지 않는 마음도 있습니다.

잠시 자신의 '이름'만 잊고 푹 쉬어보십시오!

푹 쉬는 그 마음, 바로 그 자리가

바로 '참나'의 자리입니다.

 유튜브(YouTube): 윤홍식의 5분 명상

원신元神 각성의 길

-
-
-
-

지금 이 순간 삶의 모든 짐들을 내려놓아 봅시다.
잠시만 …
시간을 정하여 놓는 것도 좋은 방법입니다.

그리고 천천히 호흡을 합시다.
들이쉬고 내쉬고, 들이쉬고 내쉬고,
천천히 고르게 길이를 맞추어가면서.

정신을 단전에 집중하고
오로지 호흡을 하는 것이지요.

그러다 보면 은은하게 정신이 맑아지고

밝아짐을 느끼게 될 것입니다.

그게 아니라면 역시 오로지 호흡만 하면 됩니다.

호흡에 전념하되 정신이 밝아지지 않을 수는 없으니.

거문고 줄을 고르듯,

느슨하게도 말며 너무 조이지도 말라.

그 가운데 정신연구의 요결이 있습니다.

그러다 보면 밝아진 정신 속에서

참다운 고요를 느끼게 될 것입니다.

이것이 바로 '삼매三昧'라는 것이죠.

그러한 고요함 속에서도 항상 깨어있어야 합니다.

'깨어있음'은 정신을 차리는 것입니다.

항상 내 의식과 육신의 움직임과 상태를 주시하는 것이죠.

깨어있음은 언제 어디서도 버릴 수 없습니다.

안과 밖으로 항상 깨어있어야 합니다.

그렇게 깨어있는 고요함 안에서
모든 사물은 분명해집니다.
맑은 물에 사물이 선명히 비치듯이.

이처럼 맑고 밝은 정신 속에서
정신을 차리고
사물의 '있는 그대로'의 본 모습을
바라보고 관찰하십시오.

계속해서 맑아져야 합니다.
계속해서 분명해져야 합니다.
이러한 고요함과 분명함 속에서 정신은 자꾸 성숙해갑니다.

이렇게 자꾸자꾸 정신을 밝아지게 만드는 과정을 통하여
우리는 우리 마음 안에 현존하신 하느님과
우리의 참된 자아(元神)를 분명하게 알 수 있게 됩니다.

나는 누구인가?

항상 이 의문을 마음에 간직합시다.

이것이 최고의 화두입니다.

그리하여 '나'를 알 수 있고,

또 다른 나인 '남'을 알 수 있게 되겠지요.

'나'를 알고 '남'을 알 수 있을 때

우리는 '홍익인간'의 원대한 이념을 이해할 수 있게 될 것입니다.

가고 가는 중에 자꾸 밝아지는 것,

본래의 광명한 참나를 가리는

무지와 탐욕과 성냄의 세 가지 독소를 벗겨내는 것,

내가 우선이라는 아집과

내가 아는 것만이 진리라는 고정관념의 모든 때를

자꾸자꾸 닦아내는 것,

그리하여 참나(元神)를 다시 밝혀내는 것,

참나가 지닌 양지良知와 양능良能을 이 세상에 다시 드러내는 것.

이것이 원신을 각성하는 길이라고 봅니다.

폐기의 요령

-
-
-
-
-

❶ 호흡에 집중하기
❷ 호흡을 고르게 하기
❸ 단전에 기운을 모으기
❹ 소주천 완성하기
❺ 원신(참나)의 현존을 체험하기

2
태식, 태아의 숨결을 회복하라

'태식胎息'이란 원신·원기·원정을 모아서 '원신의 태아'를 낳고 배양하는 내적인 호흡을 말합니다. 우리가 선천적으로 엄마 뱃속에서 탯줄을 통해 배로 숨을 쉬던 호흡을 후천적으로 회복하여, 뱃속의 도태道胎를 배양할 때에 쓰는 호흡법이죠.

'태식'도 결국에는 숨을 들이쉬고 내쉬는 호흡입니다. 다만 일반적인 호흡과 차이가 있습니다. 일반적인 호흡과 태식의 차이점에 대해, 중국의 도가경전인 『성명규지性命圭旨』에서는 다음과 같이 설명합니다.

'외적인 호흡'은 이 색신色身(육신)상의 일이니, 후천적인 기운을 잘 살려내어 형체를 배양하는 것이다. 그리고 '내적인 호흡'(태식)은 법신法身(원신)상의 일로서, 선천적인 기운을 북돋움으로써 원신을 배양한다.

外呼吸乃色身上事 接濟后天以養形體
內呼吸以法身上事 栽培先天以養谷神

'일반적인 호흡'은 입과 코로 하는 '폐肺호흡'을 말합니다. 입과 코로 외부의 기운을 들이마셔서 육신을 배양하는 것이 바로 '외적인 호흡·육신의 호흡'입니다. 우리가 일상에서 쓰는 호흡이죠. 이러한 호흡법은 후천적인 기운과 정액을 배양하는 것으로, 우리의 육체만을 배양합니다. 그런데 '태식'은 다릅니다. 입과 코로 하는 호흡이 아닙니다. 단전의 원기가 각성하여 이루어지는 신령한 영적인 호흡입니다. 그래서 태식을 '신식神息'이라고 하죠.

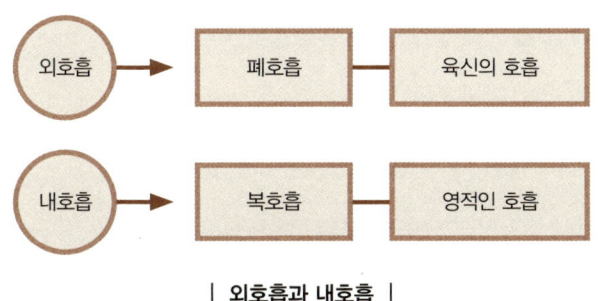

| 외호흡과 내호흡 |

동양의학의 바이블인 『황제내경』 「자법론(刺法論)」에서는 태식을 '하늘의 숨'(天息)이라고 부르기도 합니다. 태식으로 정신과 정기를 하나로 모으면, 도와 하나가 되어 영원한 존재가 될 수 있다는 것입니다.

그러므로 '정신'(神)이 조화를 이루도록 수양해야 합니다. 도에 있어서 귀하게 여기는 것은 '정기신(精氣神)'을 영원히 보존하는 것입니다. '정신'(상단전의 정신)을 돕고 '뿌리'(하단전의 정기)를 견고하게 하여, '정기'가 흩어지지 않도록 하고 '정신'이 분산되지 않게 잘 지켜야 합니다.
故要修養和神也 道貴常存 補神固根 精氣不散 神守不分

그렇게 하여 정신을 잘 지켜서 떠나지 않게 할 수 있으면 능히 '참됨'(眞氣·元氣)을 온전히 할 수 있습니다. 사람의 정신이 지켜지지 않으면 '지극한 참됨'(至眞)의 경지에 도달할 수 없습니다. 지극한 참됨의 요체는 '하늘의 현묘함'(天玄, 현빈玄牝, 하단전)에 달려있습니다. '정신'을 지키고 '하늘의 숨'(天息, 태식胎息)을 쉬면, 본래의 근원으로 들어갈 수가 있습니다. 이것을 '뿌리로 돌아감'(歸宗)이라고 말합니다.
然卽神守而雖不去 亦能全眞 人神不守 非達至眞
至眞之要 在乎天玄 神守天息 復入本元 命曰歸宗

이 신령한 호흡은 엄마 뱃속에서 입과 코를 사용하지 않고 배로만 숨을 쉬던 '복腹호흡'을 말합니다. 이 신묘한 호흡은 우리의 '원신'인 법신法身을 배양하는 '내적인 호흡·영적인 호흡'입니다. 법신의 몸은 선천적인 기운과 정액을 바탕으로 하는 것이니 일반적인 호흡으로는 배양할 수 없어서, 선천적인 기운인 '원기·원정'을 배양하는 '태식'이라는 내적인 호흡으로 배양하는 것입니다.

태식은 '영적인 호흡'이라, 깊은 원신각성 상태에서만 원기·원정이 제대로 모여집니다. 따라서 일체의 잡념을 버리고, 원신이 각성된 상태인 '입정入靜'에 들어가서 태식을 할 때, 원신의 몸이 제대로 배양될 수 있습니다. 태식을 통해 원기와 원정이 모든 경락을 정기(후천정기)로 가득 채우면 영생불멸의 몸이 만들어집니다. 이러한 태식을 통하지 않고서는 누구도 진정한 도에 이를 수 없습니다.

그래서 중국 진晉나라의 전설적인 도인인 갈홍葛洪(283~343?)은 그의 저서 『포박자抱朴子』에서 다음과 같이 말한 것입니다.

> '태식'을 얻은 자가 입과 코로 호흡하지 않고, 엄마 뱃속에서와 같이 호흡할 수 있다면, 도道를 이룰 수 있을 것이다.

得胎息者 能不以鼻口噓吸 如在胞胎之中 則道成矣

태식이 이루어지기 위해서는 먼저 단전에 에너지가 많이 쌓여야 합니다. 들숨과 날숨을 합하여 2분이 넉넉해지면, 하단전의 '원기'가 다시 살아나면서 태식의 증상이 나타나기 시작합니다. 물이 깊어야 배를 띄울 수 있는 것처럼, 기운이 넉넉히 쌓여야 제대로 된 태식이 가능해집니다. 그러니 마음을 조급히 가져서는 안 됩니다. 자신의 폐기량을 돌아보면서 한 호흡, 한 호흡에 집중하다 보면, 어느덧 호흡이 길어지고 태식이 가능해질 것입니다.

> 폐기閉氣하는 요령이 조금씩 익숙해져서, 정신과 기운이 점차 안정된 후에는, 기운을 조금씩 밀어 내려서 배 밑에 털이 난 자리까지 이르게 하여야 한다. 그리하여 호흡이 발출하는 자리를 세밀하게 찾아내어, 숨이 나가고 들어오는 것을 빈틈없이 알아차려서, 내쉬고 들이쉼이 항상 그 가운데에 있게 하여, 입과 코 사이로 나오지 않도록 해야 한다. 이것이 이른바 엄마 뱃속에 있을 때의 호흡(胎息)이니, 이른바 '존재의 뿌리'로 돌아가고 '본래의 생명'을 되찾는 길이다. (『용호비결』)

『고상옥황태식경古上玉皇胎息經』에 의하면

> 원신의 태아는 기운을 단전에 모으는 가운데 맺어지고,
> 기운은 태아가 생겨남으로 인해 숨을 쉰다.
> 胎從伏氣中結 氣從有胎中息

라고 하여, 이 원신의 태아는 '폐기'가 충분해진 뒤에 기운이 영글어서 이루어지는 것이며, 이 원신의 태아는 숨을 들이쉬고 내쉬면서 성장해간다고 합니다. 이것이 태식의 본령입니다. 우선 폐기에 전념하시고, 폐기의 수준에 발맞추어 정신을 각성시키면 원신의 태아는 분명히 결성될 것입니다. 원신의 태아가 결성되기 이전의 태식은, 태아의 결성을 돕는 태식에 불과합니다. 원신의 태아가 결성된 이후에 이루어지는 태식이야말로 태아를 배양하는 진정한 태식이 되는 것입니다.

『용호비결』은 '폐기'를 통해 '태식'과 '주천화후'가 이루어지며, 결국 '원신의 태아'가 결성된다고 말합니다(결태結胎).

> 이 한 구멍을 얻은 것으로 말미암아 '태식胎息'을 하고, 이로 말미암아 '주천화후周天火候'도 하고, 이로 말미암아 '결태結胎'도 하는 것이니, 이 한 구멍을 얻는 데서 시작하지 않는 것이 없다. 어떤 사람은 방문傍門의 잔재주라

}고 하여 행하려 들지 않으니 참으로 애석한 일이다.

하단전의 한 구멍에 잠복한 원기를 얻게 되면, 원신元神(용)이 원기元氣(호랑이)를 만나 원신의 태아를 낳을 수 있고, 원신의 태아를 배양할 수 있게 됩니다. 불멸의 육체를 낳고 기를 수 있게 된 것이죠. 모두 이 한 구멍으로 말미암아 일어나는 일입니다. 그래서 『용호비결』에서 이 구멍으로 말미암아 '태식胎息'이 이루어지고, '주천화후周天火候'가 이루어지고, '결태結胎'가 이루어진다고 한 것입니다.

호흡이 들숨과 날숨을 합해 2분이 되면, 현빈(하단전)의 원기가 각성되어 스스로 숨을 토해내며 내적 호흡을 시작하는데, 이것을 '태식'이라고 합니다. 태식이란 원신의 몸을 결성하고 배양하는 숨을 말합니다. 육신의 코와 입이 하는 호흡을 '외호흡外呼吸'이라고 본다면, 이 원신의 몸을 배양하는 호흡은 '내호흡內呼吸'이 됩니다. 태식이란 바로 이 내호흡을 말합니다. 폐호흡과는 질적으로 다른 호흡이죠.

또한 이 자리로 말미암아 '주천화후'가 이루어집니다. 주천화후란 원신의 수정란을 결성하고 원신의 태아를 배양하기 위해서, 불기운이 임맥·독맥을 관통하며 온몸을 두루 도는 것을 말합니다. 현빈일규의 자리인 하단전 자리에 존재하는 땅의 물기운이 뜨겁게 가열되어 하늘로 올라가고, 하늘의 불기운이 냉각되어 땅으로 내려오면서, 하늘과 땅의 기운이 돌고 도는 것이 주천화후입니다. 이 두 기운을 잘 흡수하면서 원신의 수정란이 결성되고, 나아가 원신의 태아가 무럭무럭 자라게 됩니다.

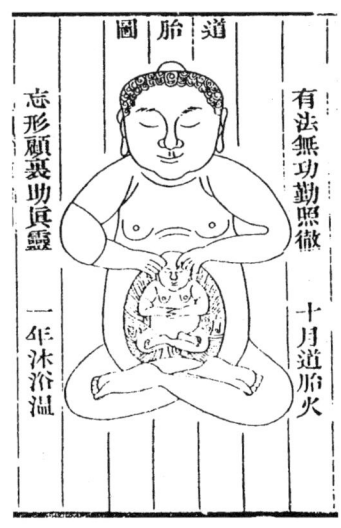

| 원신의 태아가 결성된 모습, 『혜명경』 |

'결태'란 것은 원신의 태아의 몸이 결성된 것을 말합니다. 몸이 결성되어야 무럭무럭 자라게 됩니다. 이 현빈이라는 한 구멍에 내재되어 있던 '원기'가 각성하여 숨을 쉬면서(태식), 열기를 머금으며 온몸

을 두루 돌게 됩니다(주천화후). 그리고 이러한 주천화후를 통해 천기와 지기를 하나로 모아서 완전한 수정란을 결성합니다. 이것을 중국 도가에서는 단약의 큰 재료라고 보아서, 소주천 시의 약물인 '소약小藥'과 구분하여 '대약大藥'이라고 하죠.

중국 도가에서 흔히 말하는 '소약'은 아직 하늘에 올라가보지 못한 용(정자)과 호랑이(난자)의 합일체(수정란)입니다. 소약은 소주천을 통해서 배양되는데, 복부에 존재하는 오행五行의 지기地氣를 모아서 이루어집니다. 그래서 하늘의 천기를 제대로 흡수하지 못한 불완전한 수정란이죠. 이 소약이 대주천을 통해 천기를 온전히 머금게 되면, 질적으로 변화하여 완전한 수정란인 '대약'으로 거듭나게 됩니다. 이 수정란이 최종적인 완성을 거쳐, 자궁에 안착하게 되면 '원신의 태아'가 됩니다(결태結胎).

이렇게 결태된 원신의 태아는 태식과 주천화후를 통해 무럭무럭 자라게 됩니다(양태養胎). 그래서 다 자라면 태주머니에서 벗어나서(출태出胎) 거친 육신을 벗고 하늘로 솟아오릅니다. 신선이 되는 것이죠. 물론 태주머니에서 벗어나서도 또 배양이 필요합니다만, 일단 태아의 상태를 벗어날 수 있는 것만으로도 대단한 경지가 됩니다. 아주

고단의 신선은 아니더라도 흔히 말하는 '지상선地上仙'의 경지에는 들어간 것입니다. '천상선天上仙'이 되려면 더 정신과 기운을 연마해야 합니다.

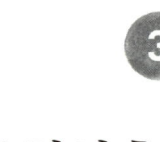

주천화후, 온몸에 열기를 돌려라

'주천화후周天火候'라는 것은 단전에서 피어난 열기가 온몸을 도는 것을 말하는 것입니다. 주천에는 소주천과 대주천이 있으나, 여기서는 태식 이후에 이루어지는 대주천을 주로 설명하겠습니다. 대주천은 태식과 함께 일어나는 것으로, 원신의 태아를 결정하고 배양하는 주천에 해당합니다. 이러한 주천행로를 따라서 이루어지는 기운의 순행과 더불어 단전에서 열기가 피어오르며 온몸을 돌게 됩니다. 이것이 화후火候입니다.

폐기의 초기에는 기氣와 혈血이 모두 허하여 쉽게 열기가 일어나기도 합니다. 그러나 이는 진정한 화후가 못 됩니다. 진정한 화후는 배꼽과 아랫배 사이에 기운(水)이 충만하게 모인 자리에 정신(火)이 온전히 집중되어 신기神氣가 흩어지지 않고 오래도록 모일 때 발생하게 됩니다. 『용호비결』의 주석에서

> 몸과 마음이 고요해지고 안정된 뒤에 불기운이 법도대로 일어나면, 방광이 불처럼 뜨거워지고 좌우의 두 신장이 끓게 되면서, 허리로부터 아래쪽이 평상시와는 달리 시원하게 느껴질 것이다. 만약 화후를 가볍게 일으키지 못하면, 온몸이 불처럼 뜨거워져서 도리어 몸에 화상을 입게 될 것이다.

라고 하였듯이, 아랫배에 모인 정기精氣(水)에 의식(火)이 집중되면서 열기가 발생하여 물(水)은 끓게 되고, 이 물은 수증기가 되어 하늘로 오르듯이 독맥을 타고 대주천의 행로를 운행하면서 온몸으로 퍼지게 되는 것입니다.

이렇게 대주천의 행로로 기운과 열기가 돌게 되면

> 따뜻한 기운이 미세한 상태에서 차츰 뚜렷해지고,
> 아래에서 위로 올라가게 된다.

라고 『용호비결』에서 말하는 상태가 이루어져서, 점차 상단전으로 기운과 열기가 올라가게 됩니다.

이와 같은 상태를 오래 간직하고 있으면 열기가 점차 왕성해져서, 뱃속이 크게 열려 아무것도 없는 것처럼 텅 비게 되면, 잠깐 사이에 열기가 온몸에 두루 퍼지게 되는데, 이것이 이른바 '주천화후'라고 하는 것이다. 법도대로만 화후를 운행한다면 참을 수 없는 지경에까지는 이르지 않을 것이다.

법도대로만 운행하면 큰 탈이 나지 않는다고 하였는데, 법도대로 운행한다는 것은 자연스럽고 은근하게 기운이 돌도록 인위적인 힘을 가하지 않는 것입니다. 단학은 깨어있는 호흡을 통하여 점차 자연체로 돌아가는 것입니다. 여기에 무리한 힘을 가하면 반드시 탈선이 있게 마련입니다. 항상 조심 또 조심해야 할 일입니다.

이렇게 주천의 행로대로 주천화후가 돌게 되면, 상단전과 하단전은 고리를 이루면서 돌고 돌게 되는데,

배꼽 아래 한 치 세 푼의 자리가 곧 '하단전'인데, '상단전'[니환궁泥丸宮]과 더불어 소리가 울리듯 서로 반응하게 된다. 이것이 이른바 '옥로玉爐'[단전

의 다른 이름]의 불은 따뜻하고, 정수리 위[니환泥丸]에 자줏빛 노을이 흐른다고 하는 것이다. 상단전과 하단전이 서로 물을 대주며, 원처럼 끝없이 순환할 것이다.

라고 하였듯이, 하단전의 열기가 상단전에 이르게 되고 상단전에서 냉각된 기운은 액체처럼 흘러서 하단전으로 복귀하게 됩니다. 이렇게 서로 물을 대주듯이 돌고 도는 가운데 원신의 태아는 무럭무럭 자라나게 되죠. 다만 주의할 것은 이 은근한 불씨가 꺼지지 않게 항상 정신을 도태에 기울이면서 중궁을 잘 보살피는 일입니다. 닭이 달걀이 부화할 때까지 온 정신을 쏟는 것처럼 말입니다.

도태가 식어서 온기를 잃어버리도록 방치해서는 결코 태아를 온전히 배양하여 출태出胎시킬 수 없습니다. 그래서 『용호비결』의 주석에서

하루 사이에 자子·오午·묘卯·유酉로 화후를 일으켜야 하며, 한 번의 숨이라도 화후를 일으키지 않아서는 안 된다. 항상 밤이나 낮이나 하루같이 수련하여 열 달이 된 후에야 도태道胎가 완성되는 것이다.

라고 한 것입니다. 엄마 뱃속의 10달은 상징적인 것으로, 실제로는

그 시간이 더 걸리게 됩니다. 그리고 이는 개인에 따라 큰 차이가 있어서 일괄적으로 말할 수는 없습니다. 이 태아의 완성과 출태로 인해서 원신의 갱생은 1차적으로 성공하게 됩니다. 이것을 『용호비결』은 다음과 같이 설명합니다.

> 다만 이 단전의 불기운을 따뜻하게 길러 잃지 아니하면, 청명한 기운이 위로 올라가 니환궁(상단전)에서 결정結晶된다. 이것을 선가에서는 '현주玄珠'라 하고 불가佛家에서는 '사리舍利'라고 하는 것이다. 여기에는 반드시 그렇게 될 수밖에 없는 필연적인 이치가 있다.

원신의 태아가 비록 출태하여 사람의 모습을 갖추었다고 해도, 그러한 어린아이가 어른이 되기까지는 또한 시간과 배양이 필요합니다. 그러한 배양 끝에 완전한 성인이 되어 진정한 원신의 갱생更生이 이루어지기 위해서는 보통 결태 이후로 9년의 시간이 걸린다고 전합니다. 그러나 이 역시도 개인의 차이가 큰바 공부가 아주 수승한 경지를 기준으로 말한다고 봄이 타당할 것입니다.

조선 후기의 실학자인 담헌湛軒 홍대용洪大容(1731~1783) 선생의 『의산문답醫山問答』에서는 다음과 같이 말하고 있습니다.

10년간 태식을 하면 단이 완성되어 허물을 벗게 되니, 법신法神이 신령하게 변화하여 저 하늘을 초월해 날아갈 수 있다. 이 법신은 불에 타지도 않고 물에 젖지도 않는다. 그리고 여러 별 세계를 노닐며 방문하여 영원히 맑은 쾌락을 누릴 수 있다.

여기서 말하는 10년간의 태식이란 태아의 결성(결태) 이후의 9년 공완九年功完(보통 태식은 9년의 배양기간을 요한다고 전함)을 말하는 것으로, 뱃속의 태아가 배양되는 과정이 충분해지면 원신의 거듭남(更生)이 완성되어 『삼일신고』에서 말하는 궁극의 해탈이 이루어진다는 것입니다.

오로지 자신의 본성을 통하고 공덕을 완수(性通功完)한 사람만이 이곳에 올라 영원한 쾌락을 누릴 수 있다.

홍대용 선생도 전해오는 호흡법의 비밀을 전해들은 바가 있었기에 이러한 사정을 알 수 있었던 것입니다. 또한 조선시대의 단학인이신 매월당 김시습 선생의 『용호론龍虎論』에 결태 이후의 9년공완에 대한 자세한 설명이 있습니다.

단전까지 길이 열리고 태가 결성(결태)된 뒤, 100일이 지나면 영험함이 나타나며(100일은 약 3달로서 엄마 뱃속에서 3달이면 아기가 형체를 갖춘다고 해서 이 기간을 강조하는 것임), 10달이 지나면 태胎가 원만해지게 된다. 1년이 지나면 작은 이룸(小成)이 있고, 2년이 지나게 되면 큰 이룸(大成)이 있게 된다. 이와 같이 하여 9년째에 이르러서 9번의 변화를 겪은 뒤에야 음陰이 다하고 양陽이 순수해지게 된다(불순물이 다 벗겨지고 금단金丹이 이루어짐).

태아의 배양기간으로 9년을 드는 이유는, 단丹이 완성되면 불순물이 모두 제거된 순금과 같은 금단金丹이 된다고 보아서, 금金에 해당하는 숫자(4와 9는 오행 중 금의 숫자)이자 양陽의 궁극인 태양太陽의 숫자인 9로 이를 상징하기 때문입니다.

단학의 목표는 원신의 진정한 갱생이며 이를 위해서는 '폐기'와 '태식', '주천화후'의 과정이 필수라는 것을 명심합시다. 원신의 갱생에 대한 도가식 표현이 '신선'이라는 것으로, 신선이 되어 하늘로 오른다는 것은 바로 자신의 참다운 원신이 온전히 갱생되어 실체화되었다는 것입니다.

갱생된 원신 즉 법신法身은 생사를 초월한 실체로서 영생불멸의 존재가 됩니다. 이러한 신선을 이루는 것이 단학의 1차적 목표입니다. 그러나 이러한 신선은 결코 인간세계와 유리된 존재가 아니니, 도道가 높아진 만큼 널리 인간을 구제하자는 홍익인간 이념을 실천하고 완수해야 하는 책임 또한 커진다는 사실을 잊지 말아야 할 것입니다.

  우리 겨레의 시조이신 대황조님께서 우리에게 이 호흡법, 단학을 전수해주신 것은, 각자가 본래의 면목을 되찾아서 널리 인간을 돕고 사랑하여 이 우주를 아름답게 가꾸라는 '홍익인간' 이념의 실현을 위해서였음을 우리 후손들은 명심해야 할 것입니다! 그래서 이러한 원신갱생元神更生으로 신선을 이루는 것을 단학의 1차적인 목표라고 말하는 것입니다. 그 뒤에도 도와 덕 양 방면으로 가야 할 길이 끝이 없음을 알아둡시다.

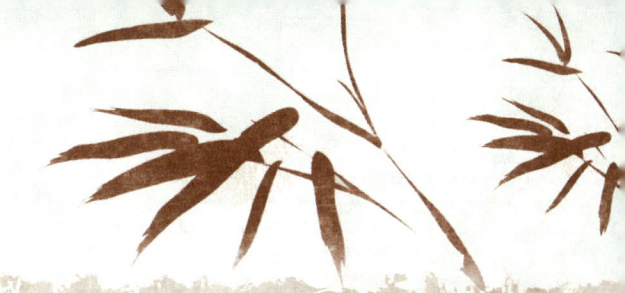

III
질의응답

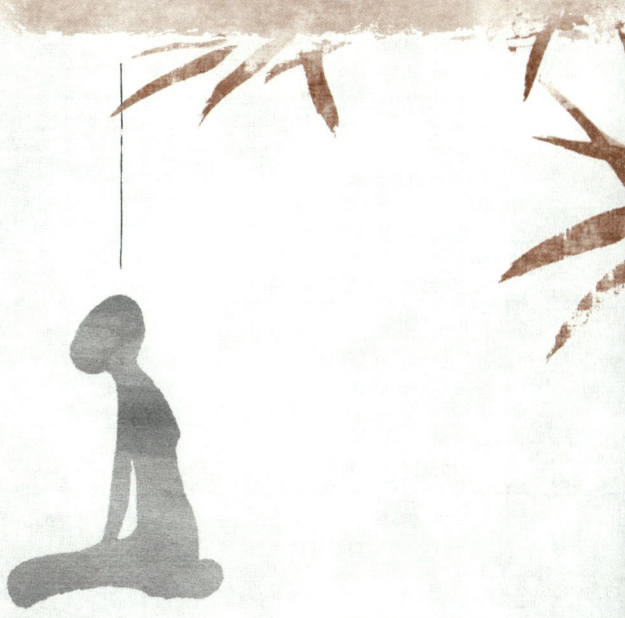

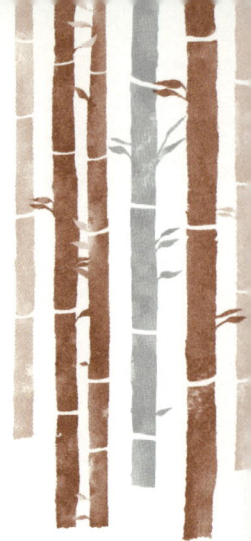

1

유불선의 정신수련법에도 호흡법이 있습니까?

유불선의 문호는 비록 다르지만 그 가르침의 종지는 대동소이합니다. 유교는 '솔성率性'(본성을 따름)을 그 목표로 하고, 불교는 '견성見性'(본성을 꿰뚫어 봄)을 목표로 하며, 도교는 '명성明性'(본성을 밝힘)을 목표로 하고 있습니다. 본성을 밝히지 못하고서 어찌 본성을 꿰뚫어 볼 수 있겠으며, 본성을 꿰뚫어 보지 못하고서 어찌 본성을 따를 수 있겠습니까? 이것이야말로 셋이면서 하나가 되는 이치(三而一)입니다. 유불선 모두가 결국은 본성 즉 '원신'의 되 밝힘에 근본을 두고 있는 것입니다.

원신을 완전하게 되 밝히지 못하고서는 유불선이 모두 성립하지 못합니다. 따라서 유불선의 각 종파는 나름의 정신수련법을 갖추고 있는데, 이러한 정신수련을 중시하는 계통을, 교리의 학문적 연구를 중시하는 '교종敎宗'과 대비하여 '심종心宗'이라고 합니다. 즉 본성이 존재하는 각자의 마음속에서 그 진리를 찾자는 것이죠. 본성이란 결국 우리의 원신 즉 본래의 정신인데, 이는 호흡을 통한 정기와의 합일 없이 완전하게 갱생되기 힘듭니다. 그래서 유불선 각 종파는 모두 고유의 호흡법을 갖추고 있으며, 호흡법은 모든 정신수련의 기본이 된 것입니다.

유가의 큰 선비인 주자의 『조식잠調息箴』을 한번 살펴보시죠.

> 코끝의 흰빛을 나는 바라보네.
> 언제나 어느 곳에서나 항상 의지한다네.
> 고요함이 극에 달하면 내쉬는 것이
> 봄 못 속에 노는 물고기 같고,
> 움직임이 극에 달하면 들이쉬는 것이
> 온갖 벌레가 칩거하는 것과 같네.
> 기운을 열고 닫는 속에 묘리가 무궁하네.
> 누가 이것을 주재하는가? 주재하지 않음의 공일세.

구름 속에 누워 자고, 하늘 위에 나는 것을

내가 감히 논할 수는 없지만,

하나(一)를 지키고 화락和樂에 처한다면,

1천 200세 살기는 어려울 것 없네.

유가의 선비들이 호흡을 전공하지 않았다고 어떻게 말할 수 있겠습니까? 호흡법으로 인한 정기신의 완전한 합일 없이 어떻게 본성을 되 밝히고, 본성에 따른 삶을 살 수 있겠습니까?

다음으로 불가佛家의 호흡법에 대해 살펴본다면, 지금 한국불교에서는 화두선話頭禪만이 정통이라는 식으로 설명하나, 애초에 석가모니 부처님께서는 '호흡'의 관찰을 통하여 사마타(止, 삼매)와 위빠사나(觀, 지혜)의 힘으로 열반을 성취하셨습니다.

부처님께서는 무엇보다 호흡 즉, 들숨과 날숨을 깨어서 바라보는 중에 정신을 각성시키는 것이 모든 수련의 기초라고 하셨습니다. 호흡을 깨어서 바라봄으로써 고도의 삼매를 얻을 수 있으며, 삼매를 통해 계발된 원신의 대광명大光明을 통하여 정신과 물질에 대한 모든 이치를 꿰뚫어 아는 일체지一切智를 얻어 궁극의 견성, 해탈을 이룰 수 있는 것입니다.

불교의 초기경전에 해당하는 『출입식념경』 즉 '내쉬고 들이쉬는 호흡에 마음을 챙기는 것을 설한 경전'에서 다음과 같이 설명하고 있습니다.

> 비구들이여, 들숨과 날숨에 대한 알아차림(正念, 정신을 집중하는 것)을 닦고 거듭거듭 행하면 큰 결실이 있고 큰 이익이 있을 것이다. 비구들이여, 들숨과 날숨에 대한 알아차림을 닦고 거듭거듭 행하면 '4가지 주제에 대한 알아차림'(四念處, 4가지 주제는 몸, 감정, 마음, 진리)을 성취하게 된다. 비구들이여, 사념처를 닦고 거듭거듭 행하면 '7가지 깨달음의 요소'(七覺支) 즉 ① 항상 깨어있는 염念각지, ② 참된 가르침만 가려내는 택법擇法각지, ③ 참된 가르침에 정진하는 정진精進각지, ④ 수행 중에 기쁨을 느끼는 희喜각지, ⑤ 수행자의 몸과 마음이 경쾌해지는 경안輕安각지, ⑥ 고요한 삼매에 드는 정定각지, ⑦ 항상 평정심을 유지하는 사捨각지를 성취하게 된다. 비구들이여, 칠각지를 닦고 거듭거듭 행하면 참된 지혜와 해탈을 성취하게 된다.

호흡에 그 기초를 두는 이유는, 호흡을 통해서만이 진정한 정기신 합일이 이루어지기 때문입니다. 지금도 인도에서는 요가라고 하여 호흡수련을 가장 근본으로 하는 수련법이 전해오고 있는데, 부처님께서도 '요가'의 달인이셨습니다. 모두 생명의 근본인 호흡을 중심으로 하는 정신수련법들입니다.

지금 화두선을 하는 스님들 중에는 상기병上氣病으로 고생을 하는 경우가 많은데, 정신이 상단전으로 모이니 기운이 그리 몰리는 것은 당연한 이치입니다. 먼저 하심下心하여 정신을 하단전에 모으면 주천의 행로가 열려 기운의 자유로운 운용이 가능해지는바, 어찌 상기로 고생하겠습니까? 기운이 올라가면 내리면 그만인 것입니다. 그러나 그것은 호흡법에 숙달되지 않고서는 힘든 일입니다.

도가道家의 호흡법은 노자老子 이래로 전해오는 법이 무수히 많아 자세한 설명은 피하도록 하겠습니다. 다만 우리 고유 호흡법과의 차이점만을 언급해보면, 중국에서는 복잡하고 인위적인 법들을 많이 첨가하여 호흡법의 본색을 잃어버린 감이 있습니다. 이에 반하여 『용호비결』을 중심으로 한 우리 조선 고유의 호흡법들은, 오직 들숨과 날숨을 균등히 하여 단전에 기운을 모으는 중에 자연히 변화가 일어나도록 하는, 아주 간명하면서도 탈이 없는 방법이라고 할 수 있습니다.

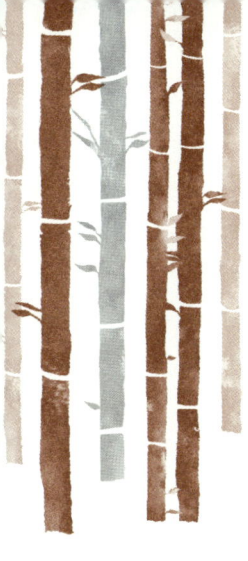

❷ 유불선 정신수련법의 핵심은 무엇입니까?

불교의 핵심은 '견성見性(본성을 봄)'이니
에고를 초월한 '순수한 의식'을 깨닫는 것입니다.
여기서 성공하면 '부처'가 됩니다.

유교의 핵심은 '솔성率性(본성을 따름)'이니
양심을 확충하여 참나의 '순수한 원리'대로 사는 것입니다.
여기서 성공하면 '성인'이 됩니다.

선교의 핵심은 '명성明性(본성을 밝힘)'이니
호흡을 조절함으로써 '순수한 에너지'를 복원하여

에너지를 통해 참나를 밝게 드러내는 것입니다.
여기서 성공하면 '천선'이 됩니다.

그러니 참나를 깨닫고(견성)
참나의 뜻대로 4단을 닦으며(솔성)
참나를 에너지로 밝게 드러내는 것(명성)이
유불선 합일의 핵심입니다.

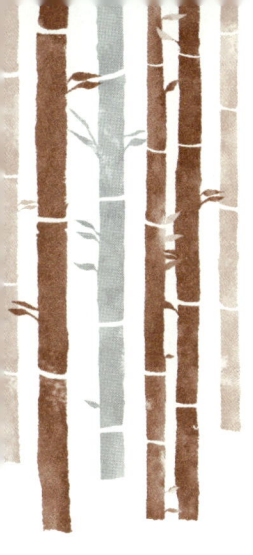

3 한국의 선도와 중국의 도교의 차이점

선도仙道는 신선이 되기 위해 닦는 가르침을 의미합니다.
신선이 되어 홀로 장생불사하자는 중국의 소승적 선도와,
신선이 되어 널리 홍익인간을 실천하자는
우리 겨레의 대승적 선도는 구별됩니다.

유교와 불교와 도교(선교)를 포괄하는 것이
우리 고유의 선교(현묘지도)입니다.
널리 홍익인간을 펼치시고 하늘로 올라가신
환웅을 모델로 하는 우리 겨레의 대승적 선도가
고대에 중국으로 전해져 중국 취향에 맞게

소승적 선도로 발전하였습니다.

우리나라 선도의 대가이신 최치원 선생은
「난랑비서문」에서 다음과 같이 설파합니다.

"우리나라에 '현묘玄妙한 도道'가 있으니

이를 '풍류風流'(신묘한 바람의 길)라 이른다.

그 가르침의 기원은 『선사仙史』에 자세히 실려 있다.

실로 이는 3교三敎를 포함하며, 중생을 접하여 교화한다.

집 안에 들어가면 효도를 하고

집 밖을 나서면 나라에 충성하는 것은

공자孔子(노魯나라 사구司寇)의 가르침이며,

또 그 무위無爲의 일에 처하고

말 없는 가르침(敎)을 행하는 것은

노자老子(주周나라 주사柱史)의 종지이며,

모든 악한 일을 일체 하지 말고

모든 선한 일은 모두 실천함은

　석가釋迦(인도 태자竺乾太子)의 교화이다.

우리 겨레 고유의 정신철학(우리 고유의 선도仙道)인

'현묘한 길' 즉 '풍류'는

① 유가처럼 본성의 뜻에 따라

　　가정과 사회적 의무를 게을리하지 않고,

② 도가처럼 본성의 뜻에 따라 에고를 초월하여 살아가며,

③ 불가처럼 본성의 뜻에 따라 악을 버리고 선을 실천하는,

　3교의 가르침을 포함하고 있다는 것입니다.

요약해서 말하면 3교는 모두 하나의 가르침일 뿐이니

오로지 '본성'과 '양심'을 따르는 삶을 살자는 것입니다.

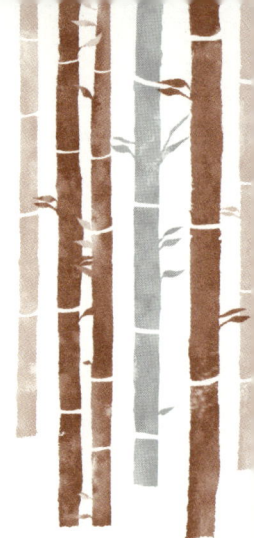

단학과 다른 명상법과의 차이는 무엇인가요?

 단학수련은 그 기본 원리가 하단전을 튼튼히 한 뒤 상단전을 계발하는 것입니다. 상단전이 전등이자 꽃이라면 하단전은 배터리이자 뿌리에 해당합니다. 나무는 물을 그 뿌리에 주었을 때 꽃이 가장 아름답게 피는 법입니다. 또한 배터리에 에너지가 충분해야 전등은 더욱 빛을 발하며 주위를 비춥니다. 에너지가 없다면 불꽃도 금방 꺼져버리게 됩니다.

 이와 마찬가지로 하단전의 기운이 튼튼하고 충분해야만 상단전의 정신도 더욱 광명해집니다. 정기신은 본래 하나이기 때문에 서로 영향을 주고받습니다. 몸에 정기精氣가 소모될 때 의식이 혼미해지는 것을 보면 이 사실을 분명히 알 수 있습니다.

바로 이 점에서 정신 계발만을 주로 하는 다른 명상법과 차이가 난다고 볼 수 있습니다. 아랫배를 튼튼하게 하지 못하는 정신수련법들은 기초가 부실하기 때문에 많은 한계를 가져오게 됩니다. 정신수련이라는 것은 결국 우리의 본래 정신인 원신元神을 다시 밝히자는 것인데, 원신은 원정元精, 원기元氣가 아니면 그 에너지를 지탱해줄 수 없습니다.

이미 다른 수행법으로 정신이 각성된 분들이라면, 이제는 조식법調息法을 통하여 하단전을 튼튼히 하신다면 공부의 효과가 현재보다 몇 배가 될 것입니다. 이미 정신이 어느 정도 각성한 만큼, 단전을 주시하는 것만으로도 변화가 일어날 것입니다. 백 마디 말보다 한 번의 체험이 중요합니다. 단전에 에너지가 충만한 상태에서 이루어지는 명상이란 무척이나 황홀한 것이지요. 꼭 맛보시길 바랍니다.

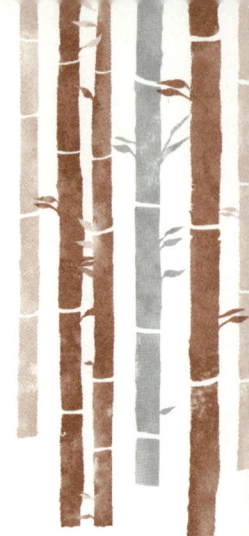

5

조식에서 호흡의 길이를 맞추어야 하는 이유는 무엇입니까?

'호흡'이란 바로 '음양'이니, '내쉼'(呼)은 양陽이 되고, '들이쉼'(吸)은 음陰이 됩니다. 음양은 항상 균형을 이루어야 합니다. 따라서 호흡도 균형을 맞추어야 하는 것입니다. 우리 몸에서 호흡은 몸 안의 탁한 기운을 배출하고 새로운 기운을 불어넣는 근원입니다. 호흡이 멈추면 우리는 죽고 맙니다.

이토록 중요한 호흡의 길이를 고르게 하여 들숨과 날숨의 균형을 맞추는 것은, 결국 우리의 몸 안에서 음양의 균형을 회복시키는 것입니다. 이를 통해 몸 안에서는 바른 기운이 발생하고, 온갖 질병의 근원이 되는 삿된 기운은 사라질 것입니다. 이렇게 중요한 호흡의 균형 맞추기는 단학의 근본일 뿐만 아니라, 우리 건강의 기초가 될 것입니다.

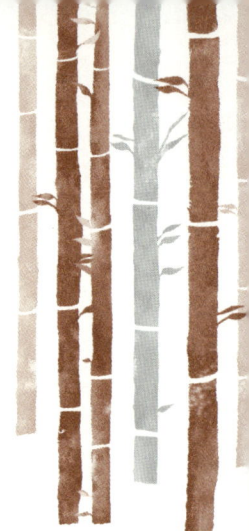

6

정신수련에는 우도右道와
좌도左道의 구분이 있다는데,
어떤 기준으로 나뉘는 것입니까?

정신수련법에는 우도와 좌도의 구분이 있습니다. 이는 어디까지나 정신수련을 함에 있어 자력에 의존하느냐, 타력에 의존하느냐에 따라 나뉘는 것일 뿐입니다. 우도만이 정도가 되고, 좌도는 이단이 되는 것이 아닙니다.

좌도와 우도의 수련법의 구분은 백두산족의 시조이신 대황조님의 가르침에서부터 살펴볼 수 있습니다. 『삼일신고』에서 말하는 "소리와 기운으로 간절히 원하고 빌면 하느님께서 친히 나타나신다."라는 가르침은 하느님께 간절히 주문을 외면서 빌면 반드시 감응이 있다는 것으로, 좌도수련의 기본 원리가 됩니다. 이에 반하여 "자신의 본성에서 그 씨알을 구하라. 하느님께서 너의 머릿골에 이미 내려와 계신다."라는 가르침은 하느님이 이미 자신의 머릿골에 내려와 계시니 자신 안의 하느님을 바로 찾으라는 가르침으로, 우도수련의 기본 원리가 되는 것이죠.

이 양자는 중생의 근기에 맞추어 설법을 펴신 대황조님의 홍익인간 정신의 발로로서, 중생은 각자의 근기와 소질에 맞게 수련법을 택하여 정성껏 수련하면 되는 것입니다. 좌도를 수련하든, 우도를 수련하든 사리사욕을 위하면 사도邪道이고, 항상 인의예지신仁義禮智信의 길을 걸으며 나라와 겨레에 최선을 다하고 언제 어디서나 홍익인간 이념을 실천하면 바로 정도正道인 것입니다. 다만 우리가 추구하는 단학은 기본적으로 우도에 기반을 둔 것이며, 자신의 정기신을 갈고 닦아 선천의 본성을 되 밝히자는 것이니, 우도에 국한하여 설명하고 있습니다.

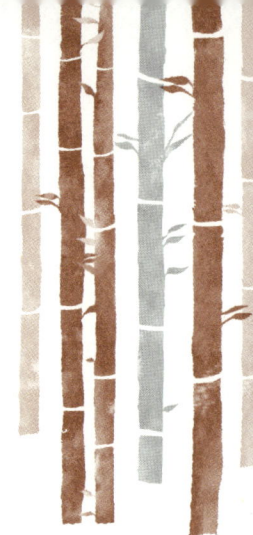

7

호흡의 관건이 폐기에 있다고 하는데,
폐기량은 어떻게 측정을 하는 것인가요?

『용호비결』에서도 말하듯이, 호흡의 관건은 온전히 '폐기'에 달려 있습니다. 폐기는 단학의 기초이자 전 과정을 통틀어 가장 근간이 됩니다. 단학을 수련하는 사람이라면 항상 이 폐기에 주의를 기울여야 합니다. 태식과 주천화후의 단계에 나아가게 되더라도 역시 폐기가 그 토대가 됩니다.

그러면 여기서 수련자는 자신의 폐기량을 어떻게 확인할 수 있는 지가 문제가 되겠지요. 조선 고유의 호흡법에서는 여타의 호흡법과 달리 호흡의 길이로 폐기량을 헤아립니다. 물론 호흡의 질도 중요한 판단 기준이 되겠지요. 그러나 같은 질이라면 호흡의 길이가 길수록 폐기량이 많다고 보아야 합니다. 들이쉬고 내쉬는 호흡의 길이가 길수록 단전에 더 많은 기운이 쌓입니다. 단, 정신이 온전히 단전에 집중되어 호흡의 질을 보장해야 하겠지요.

실제로 호흡을 해보시면 금방 아시게 됩니다. 호흡의 길이가 한 호흡에 20초가 되기 전에는 사실 폐기량의 측정이 힘들지만, 20초가 넘어서 단전까지 길이 나고 나면 단전에 기운이 쌓여가는 것을 직접 느끼실 수 있습니다. 거기서 여유 있게 호흡을 더 늘려보면 더더욱 기운이 충만하다는 것을 느끼게 됩니다. 이 정도가 되면 호흡의 길이와 폐기량의 관계에 대하여 의심하지 않게 될 것입니다.

어떤 이들은 호흡의 질이 중요하지 길이는 중요하지 않다고 하는데, 그것은 우리 고유의 호흡법이 아닙니다. 같은 질을 놓고 본다면, 길이를 늘려보면 확실히 기운이 더 충만해지고 정신도 더욱 밝아집니다. 다만 억지로 길이를 늘려서는 절대 안 됩니다. 여유 있고 순하게 본인의 몸에 맞추어 계속 늘려 가시기 바랍니다.

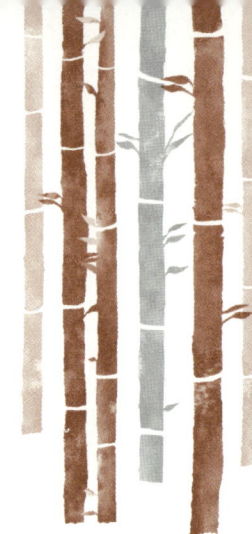

8

호흡의 길이가 일정 수준에 이르면 단전이 열리고, 폐기를 실제적으로 체험할 수 있다고 하는데, 구체적인 폐기의 방법이 있습니까?

폐기량이 일정 수준 모이면 단전까지 행로가 열리게 됩니다. 그리고 단전의 위치가 어느 정도 명확해지면 본격적인 폐기 수련에 들어가게 됩니다.

임진왜란 때 홍의장군으로 유명한 망우당忘憂堂 곽재우郭再祐 (1552~1617) 장군의 『복기요결服氣要訣』을 살펴보면, 조선 전래의 단학법에서 전하는 폐기 요령이 잘 소개되어 있습니다.

> 처음 기운을 모으는 것(服氣, 閉氣)은 모두 숨을 들이쉴 때 머물게 하는데, 그 숨이 짧을 때는 답답하고 가득 찬 듯하다. 3분을 내뱉을 수 있을 때 2분만

내뱉으면 (그 기운이) 남아서 머물게 된다.

初服氣 皆須因入息時則住 其息少時 似悶懣 其出時 三分可二分出還住

요령은 간단합니다. 폐기란 본질적으로 항상 일정한 기운을 단전에 남기는 것입니다. 따라서 단전에 정신을 모으고 호흡을 할 때, (억지로 숨을 참으면서 기운을 모으는 것이 아니라) 자신이 내쉴 수 있는 최대치로 숨을 내쉬지 말고, 어느 정도 여유를 가지고 내쉬면 그만큼 기운이 단전에 남게 된다는 것입니다. 어렵게 생각할 필요는 없습니다. 항상 조금 여유를 가지고 호흡을 하다 보면 자연히 단전에 기운이 모이게 된다고 생각하면 됩니다. 이러한 우리 백두산족 전래의 폐기 요령은 봉우鳳宇 선생님의 『봉우수단기』에 자세히 전해 옵니다.

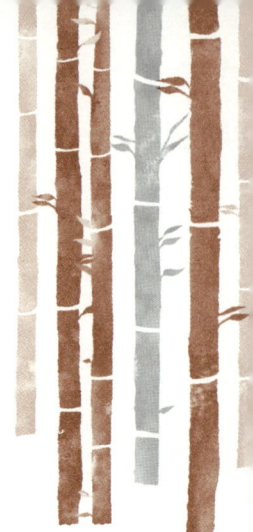

9

단전에 모인 기운의 양인
폐기량과 소주천, 대주천의 관계는
어떻게 되는 것입니까?

'주천周天'이란 단전에 모인 기운이 수레바퀴처럼 일정한 궤도를 그리며 우리 몸을 회전하는 것을 말합니다. 이러한 기운의 운행을 별들의 회전운동에 비유하여 주천이라고 하지요. 이 주천에는 크게 도는 주천과 작게 도는 주천의 차이가 있는바, 이를 대주천과 소주천으로 구분하게 됩니다.

단학을 실지로 수련해가다 보면, 소주천이 먼저 열리고 그 다음 대주천이 열리게 됩니다. 왜 이런 현상이 일어날까요? 그건 소주천보다 대주천을 돌리는 데 더 많은 기운이 필요하기 때문입니다. 즉 단전에 모인 폐기량의 차이에서 오는 현상이라는 말입니다.

앞에서도 이야기했지만 폐기량은 호흡의 길이와 불가분의 관계에 있습니다. 호흡의 길이로 설명해 보면, 한 호흡의 길이가 2분 이내라면 보통 소주천을 돌리기에는 충분한 기운이지만 대주천을 완전하게 돌리기에는 부족합니다. 물론 정신으로 기운을 내몰아서 억지로 돌릴 수는 있겠지요. 그러나 기운이 부족해서 공부의 진전이 더디게 됩니다.

보통 단전에 2분 호흡 이상의 폐기량을 가지고 있다면 대주천을 돌리는 데 충분합니다. 그래서 폐기량과 주천의 크기는 밀접한 관련이 있는 것입니다. 주천이 아무리 돈다 해도 핵심은 단전에 얼마나 기운이 모여 있느냐 즉 폐기의 정도입니다. 그러니 주천이 돌더라도 그 운행에 너무 신경 쓰지 말고, 오로지 단전에 의식과 기운을 모으시기 바랍니다. 그러면 주천은 물이 넘치듯 자연스럽게 돌게 될 것입니다.

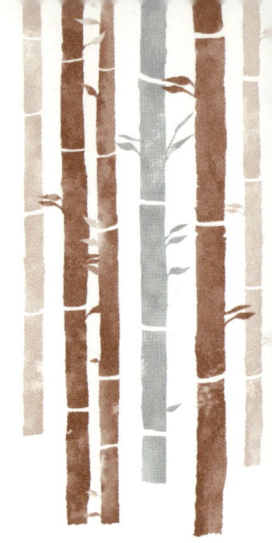

10

호흡이 길어지면 현상이나 투시가 이루어진다고 하는데요?

보통 호흡이 1분, 2분, 짧게는 30초 정도가 되면 현상이나 투시가 시작되기도 합니다. 정신 일치가 빨리 이루어질수록 현상과 투시의 시작이 빠릅니다만 물론 예외도 있을 수 있습니다. 빛이 나오고 거기에서 화면(스크린)이 영화를 보듯이 명확히 펼쳐지며, 그 안에 온갖 잡동사니에서 소중한 정보까지 그 사람에 맞추어 다양하게 나타납니다. 1분이나 2분이 튼튼하신 분들 중에, 빠르면 20초에서도 이런 현상이 펼쳐지는 분들이 꽤 계십니다. 물론 현상이 더딘 분도 계시지만 이런 분들도 노력하면 가능합니다.

다만 그렇게 시작된 현상과 투시능력에 너무 깊이 빠지지 말고, 기운을 더 모아서 원신배양과 갱생에 주력하여 호흡계제를 얻은 다음, 그 공부의 마무리 차원에서 자유자재의 현상 능력을 갖추는 것이 낫습니다. 현상도 목표하는 바를 정확하게 들여다보기 위해서는, 시간을 내어 아주 전력해서 집중하고 노력해야만 완성됩니다. 이 투시법도 투시법대로 방식이 있으나, 우선 급한 것은 원신의 배양입니다.

단학수련에 있어서 무엇보다 중요한 것은 내 뱃속에 원신의 태아가 과연 맺어졌는가? 원신의 태아가 얼마나 더 영글고 성숙했느냐는 겁니다. 왜냐하면 이것이 바로 원신배양의 가장 생생한 증표이니까요. 호흡이 어느 경지에 오른 뒤에 투시나 현상을 활용하시는 것이 좋습니다. 모두 지혜를 넓히는 수단이 되죠.

다만 호흡수련 초기에는 삼가야 합니다. 무엇이 보이든지 무시하고 가세요. 호흡이 어느 정도 이루어져서 광명한 원신이 제대로 드러나기 전에는 자신의 환상이 많이 개입되기 마련입니다. 자신이 보고 싶은 현상을 지어낸다는 말입니다. 정신수련 중에 가장 마장이 끼는 부분이기도 하니 각별한 주의를 요합니다. 무엇이 보이든지 처음에는 무심히 넘기고 호흡에 보다 더 집중하기를 부탁드립니다.

한참 호흡에 진력할 때는 뭐가 자꾸 보이는 게 정신통일에 방해가 됩니다. 호기심도 생기고 해서 끌려가게 되죠. 에너지의 소모도 크고요. 다만 호흡수련이 어느 경지에 오르고 나면 그동안 모은 에너지를 활용하여 현상을 연습해서, 일에 실수가 없이 대비하는 것도 옳은 일입니다. 그때도 잊지 말아야 할 것은, 나보다는 남을 위해서 사용해야 한다는 것입니다. 나 자신만을 위해서 정신력을 사용하는 것은 정신계에서 엄금하는 일인 만큼 주의를 요합니다.

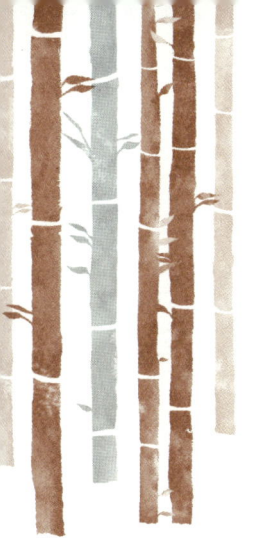

11

『용호비결』에서 화후에는 문화文火와 무화武火의 구별이 있다고 하는데, 이는 무엇인가요?

'화후火候'란 정신과 기운이 단전에서 진정한 합일을 이룰 때 피어나는 열기를 말합니다. 이 열기는 주천의 행로를 따라 온몸을 돌며 탁한 것을 태워버리면서 정기신의 질적 변화를 이끌어내는바, 이토록 중요한 화후는 단학의 관건이 됩니다.

『용호비결』에서는 이러한 화후를 '문화'와 '무화'라는 두 가지 종류로 나누어서 설명합니다. 문화와 무화의 차이는 간단합니다. 문文이란 부드럽고 자연스러운 것을 나타내며, 무武란 거세고 인위적인 것을 말합니다. 따라서 문화란 은근하고 자연스럽게 피어나는 열기를 말하며, 무화란 인위적인 조절로 거세게 피어나게 된 열기를 말합니다.

단학을 수련하다 보면 무화도 필요하고 문화도 필요합니다. 보통 소주천과 대주천을 구분해서 설명하는데, 소주천 시에는 무화를 주로 하며, 대주천 시에는 문화를 주로 한다고 합니다. 이 말은 단丹을 이룰 때는 무화를 주로 사용하고, 이미 결성된 단을 배양할 때는 은근한 열기로 화후를 돌려야 한다는 것을 의미합니다.

호흡의 들숨과 날숨을 조절하는 소주천 중에 일어나는 화후를 무화라고 한다면, 원신의 태아가 이루어져 호흡이 질적으로 변화하면서 이루어지는 자연스러운 호흡에 수반되는 화후를 문화라고 구분해볼 수 있는 것이죠. 다만 문화 속에 무화가 있고, 무화 속에 문화가 있음을 알아야 합니다. 음陰 속에 양陽이 있고, 양 속에 음이 있으니까요.

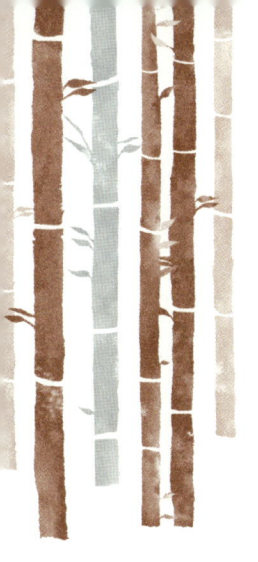

12

조선 고유의 단학법에서 설명하는 소주천, 대주천의 행로가 중국 도가에 설명하는 행로와는 판연하게 다른데 왜 그런가요?

'주천周天'이란 단전에 모인 기운이 수레바퀴처럼 일정한 궤도를 그리며 우리 몸을 회전하는 것이며, 그 운행하는 궤도의 스케일에 따라 '대주천'과 '소주천'의 구분이 있게 되었다고 설명한 바 있습니다. 거기에 답이 있습니다.

중국 도교에서는 임맥과 독맥을 인위적으로 돌리는 것을 소주천이라고 하며, 임맥과 독맥이 자연히 순행하며 전신으로 기운이 도는 것을 대주천이라고 부릅니다. 그러나 여기에는 모순이 있습니다. 먼저 소주천이라고 부르는 궤도도 임맥과 독맥이며, 대주천 시 열리는 궤도도 결국 임맥과 독맥이 된다는 것이죠. 더구나 중국 도가의 대표적 단학서인 『혜명경慧命經』에 보면 다음과 같은 말이 있습니다.

> (임맥과 독맥) 두 맥이 열리면 모든 맥이 다 통한다.

결국 임맥과 독맥이 열리면 온몸의 맥이 열리게 된다고 보았을 때, 더더욱 소주천과 대주천의 궤도상의 차이점은 사라지게 됩니다. 여기에 중국식 도가서의 문제점이 있는 것입니다.

소주천, 대주천이라고 부를 수 있으려면, 먼저 둘 다 별들의 운행 궤도처럼 원을 그리며 운행하는 행로가 각자 있어야 하며, 그 궤도의 크기에 차이가 있어야 합니다. 그래서 저희는 복부를 중심으로 하는 작은 궤도의 주천을 소주천이라고 부르며, 임맥과 독맥이 열리는 보다 큰 궤도의 주천을 대주천이라고 부르는 것입니다.

비전으로 내려오던 소주천 궤도를 처음으로 자세히 공개하신 단학서가 바로 봉우 권태훈 선생님의 『봉우수단기』로서, 조선시대의 대표적 단학서인 『용호비결』을 잇는 조선 단학서의 정종正宗입니다. 중국 측 기록에도 『성명규지』 등을 보면 그 주천궤도의 비밀을 언급은 하고 있습니다만, 자세한 설명을 회피하고 있습니다.

또한 밀교로 전해오는 불교에서 '옴마니반메홈'이라는 주문으로 소주천 행로를 밝히는 경우가 있으나(옴-배꼽, 마-좌협, 니-명문, 반-우협, 메-하단전, 홈-목구멍), 이 역시 주문으로 알지 이를 소주천 궤도로 연결시켜 이해하지는 못하는 실정입니다. 소주천과 대주천이 자신의 몸 안에서 제대로 밝혀지지 못하고서는 진정한 원신의 갱생이 요원할 것입니다.

13

조선 호흡법에서는 원신의 갱생을 목표로 한다고 하는데, 중국 도가에서는 양신陽神을 이루는 것을 목표로 한다고 설명합니다. 그 차이는 무엇인가요?

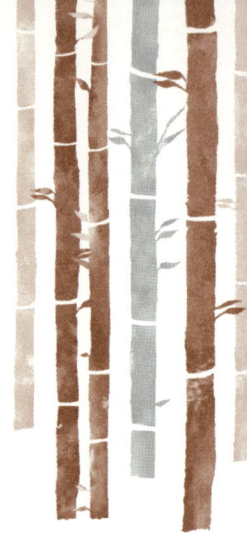

백두산족이나 중국이나 동일하게 '원신의 갱생'을 단학수련의 목표로 삼고 있습니다. 다만 표현이 다를 뿐입니다. 우리가 말하는 원신의 진정한 갱생이라는 것은, 우리 머릿골에 이미 내려와 있는 눈에 보이지 않는 실체인 '원신'을 정기精氣로 단련하여 남도 볼 수 있도록 실체화시키는 것을 말합니다. 기독교에서 말하는 예수님의 부활처럼 말입니다. 그 정도가 되어야 신선으로 인정을 받겠지요.

중국에서는 이러한 원신의 갱생을 양신陽神이라고 표현합니다. 양신에는 두 가지 의미가 있습니다. 첫 번째는 원신이 정기가 충만해져서 모든 음陰적인 때를 벗고 광명해졌다는 의미입니다. 두 번째는 원신이 참으로 갱생되어 남도 볼 수 있다는 의미입니다. 눈에 보이지 않는 음신陰神에 대비하여 양신陽神이라고 부르는 것이죠.

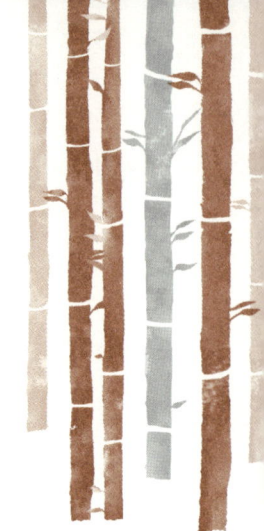

14

인도의 요가 수행자는 '카르마 법칙'을 강조하며, 불가에는 '연기설緣起說'을 수행자가 명심해야 할 최고의 법칙으로 강조합니다. 이러한 인과법칙을 단학 수련자는 어떻게 이해해야 할까요?

'카르마'(業)란 '결과를 만들어내는 행위'를 말합니다. 그리고 그 행위에는 정신적인 것(意業)이 있고, 육체적인 것(口業, 身業)이 있습니다. 카르마를 지었으면 그 결과를 반드시 받게 된다는 것, 그것이 바로 카르마의 법칙입니다.

즉 그것은 우리 속담 중에서 "콩 심은 데 콩 나고 팥 심은 데 팥 난다."는 것이지요. 따라서 이러한 사상이 반드시 인도만의 것은 아닙니다. 그것은 인류가 공통적으로 지니게 된 인과응보의 법칙이지요. 유교에서도 복선화음론福善禍淫論(선을 지으면 복이 오고 나쁜 짓을 저지르면 화가 온다는 사상)은 일반적입니다. 불가에서는 이것을 "이것이 있으면, 저것이 있다."는 연기법緣起法이라고 하지요.

우주의 다함 없는 연기, 인과법칙이야 어찌 하루라도 쉴 수 있겠습니까. 인과법칙의 종식은 우주의 괴멸에 다름 아닙니다. 연기법이란 바로 신성한 우주 운행의 대공식의 다른 표현일 뿐입니다. 이러한 연기법은 심오한 '원인과 결과의 법칙'으로서, 우주의 탄생과 유지와 소멸의 전체를 관장하는 신성하고 영원한 법칙입니다. 그래서 부처님께서도 "연기를 보면 법法을 보고, 법을 보면 여래如來를 본다."고 하셨던 것입니다.

우주가 그러할진대 어찌 우주 간에 존재하는 인간과 만물이 그 영향 하에 있지 않을 수 있겠습니까. 우리는 이러한 인과법칙에서 결코 도피할 이유가 없으며 도피할 수도 없습니다.

문제는 "이 불변의 법칙을 어떻게 활용하여야 하는가?"입니다. 그것은 우리 인류에게 굴레이자 희망이 되는 법칙입니다. 과거의 업은 반드시 갚아야 하니 굴레가 될 것이요, 미래의 업은 지금 이 순간 지어가는 것이니 희망의 씨앗이 되지 않겠습니까.

따라서 우리네 공부에서 가장 중요하게 다루어져야 할 것이 바로 카르마의 법칙 즉 인과법칙입니다. 이 법칙만이 우리로 하여금 해탈을 가능하게 해주는 것이며, 우리에게 사회적, 물질적 제 난관을 극복할 수 있게 해주는 것입니다.

이 법칙을 냉정히 인식하고 이 법칙에 기반을 두어, 자신의 책임은 반드시 자신이 지고 미래를 하나씩 이루어가는 것이 바로 카르마 법칙의 공효입니다. "하면 된다!"는 말도 바로 이 카르마 법칙의 대표적 술어입니다. 무엇이든 해야 되지, 안 하고 되는 법은 없습니다. 다만 어떻게 하는 것이 선업을 짓는 것인가를 항상 염두하고 인과를 지으라는 말입니다.

카르마의 법칙 즉 인과법칙은 바로 도道 자체입니다. 즉 "한 번 음陰하고 한 번 양陽하는 것이 도道이다."(一陰一陽之謂道)라는 『주역』의 명제는 바로 인과의 작용을 말하는 것입니다. 그것의 변주가 64괘로 나타나는 것입니다. 그 기본은 '0과 1'입니다. 그래서 이 『주역』에서는 항상 인간에게 순간순간 선을 택하고 악을 버리는 주체적 노력을 요구합니다. 그러면 상황 또한 바뀐다고 말합니다. 모든 상황에는 대처하는 요령이 있습니다. 절망할 일이 아니지요.

생生을 관통하는 긴 안목을 가지고 과거와 미래를 통관하면서 현실을 순간순간 알차게 사는 것, 이것이 카르마 법칙, 인과법칙을 아는 보람이 아닐까요. 이것이 바로 우주를 전체적으로 사는 법일 것입니다.

각자가 지은 업보는 피할 수 없습니다. 그러나 우리의 노력에 따라 얼마든지 업보의 주인공이 될 수 있으며, 미래를 창조해갈 수 있습니다. 동양에서 "대인은 운명을 만든다!"(大人造命)라는 말이 있듯이 말입니다.

아무리 어렵고 힘든 일일지라도 이 우주의 모든 것은 카르마 법칙의 지배를 받는바, 긴 안목으로 목표를 분명히 정하여 씨앗을 심고 잘 배양한다면, 비록 시간의 장단은 있을지언정 그 결실은 반드시 맺어질 수밖에 없다는 것도 우리가 인과법칙을 이해할 때 반드시 명심해야 할 사항입니다.

업 그 자체는 없앨 수 있는 것이 아닙니다. 또한 두려워해야 할 대상도 아닙니다. 업 짓기를 두려워하다가는 숨도 쉬지 말아야 할 것입니다. 단지 우리는 업의 주체가 되면 됩니다. 우리가 주인이 되어서, 나만 좋고 남에게는 해가 되는 악업은 짓지 말 것이며, 나에게도 좋고 남에게도 좋은 선업은 죽기 전까지 짓고 또 지어서 죽은 뒤에라도 사라지지 않을 정도의 불멸의 열매를 맺어야 하는 것입니다.

선업을 짓되 그 결과에 집착하지 않는 것, 이것이야말로 인과를 초월하는 것이며 연기의 주인공이 되는 길입니다. 소소한 결과에 집착하지 않아야 보다 큰 열매가 성취될 수 있기 때문입니다.

그 불멸의 선업의 성취야말로 허허공공虛虛空空의 우주 간을 화려하게 장식하는 인간 존재의 증명입니다. 그러한 대업大業의 성취자에 대한 존칭이 바로 성자이자, 붓다이며, 그리스도입니다. 이들은 이 지구상에 수천 년 동안 사라지지 않는 큰 업을 지으신 분들입니다. 그들이 지으신 선한 업의 영향으로 우리 역시 악한 업이 충천한 오염된 세상에서도 그 성스러운 빛의 가피를 받아, 이렇게 나 자신의 광명과 화평한 새로운 세계를 염원할 수 있는 것입니다.

이 모든 것이 다 '연기법' 즉 '인과법칙'의 힘인 것입니다. 선한 씨앗에는 좋은 열매를, 악한 씨앗에는 악한 열매를 맺게 하시는 조물주의 대공식인 것입니다. 우리 국조 대황조님의 '홍익인간'이라는 가르침도 결국 이 대공식을 가르치신 것이니, 이왕이면 널리 인류에게 도움이 되는 열매를 맺는 행위를 쉬지 말고 하라는 말씀이십니다.

카르마 법칙, 연기의 도리만큼 실증적이고 과학적인 도리가 어디 있겠습니까. 예수님의 "뿌린 대로 거두리라!"는 가르침도 바로 이것을 말한 것입니다. 한 번이라도 행하면 행한 만큼의 결실이 있는 것이며, 한 걸음이라도 가면 간 만큼의 결실은 반드시 있는 법입니다.

작금의 현실에서 우리 인류가 장래를 걱정하는 것도 다름 아닌 선업보다는 악업을 많이 지었다는, 대차대조표상의 그동안의 부실경영에 대한 자기반성이 아니고 무엇이겠습니까. 그러나 문제를 알았으면 답도 간단합니다. '+변'(선善)을 늘리고 '-변'(악惡)을 줄이면 되는 것입니다. 하루라도 속히 지구인류가 이 대공식을 명철히 알아서, 조그마한 것이라 하더라도 좋은 열매를 맺을 수 있는 씨앗을 심고 또 길러야 할 것입니다. 그것이 인류 생존의 명백하고 간단한 요결인 것입니다.

15

호흡 시 기운이 주천의 정규 행로에서 탈선하는 경우가 있는데, 어떻게 대처해야 하는지요?

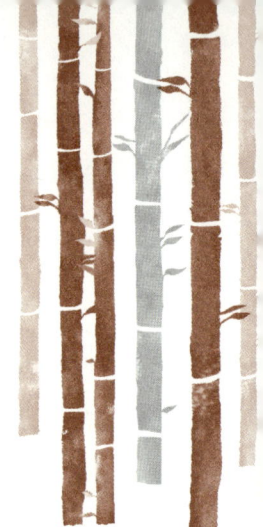

호흡을 하다 보면 단전에 기운이 충만해지고, 그 기운이 주천의 행로를 운행하게 됩니다. 그러다 보면 간혹 기운이 정규 궤도를 이탈하는 경우가 있습니다.

이런 경우에는 당황하지 말고 오로지 단전에만 집중하여, 기운을 모으고 호흡을 고르게 하면 됩니다. 억지로 임의적으로 기운을 주천의 행로로 돌리지 마시기 바랍니다. 단전에 기운이 충만해지고 정신이 단전에 집중되면, 주천의 행로가 차차 안정되어 기운이 자연히 바른 길로 움직일 것입니다.

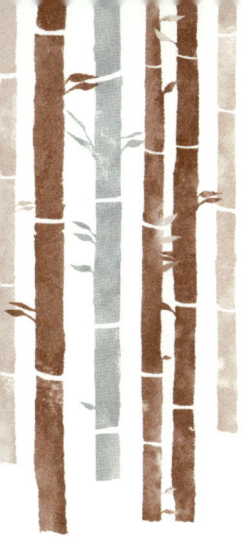

16

수련 중 간혹 두 팔이나 몸이 저절로 움직이는 경우가 있습니다. 이 현상을 어떻게 이해해야 합니까?

몸이 움직이는 것은 어디선가 그런 것이 옳다는 가르침을 들었기 때문입니다. 한번 마음이 그쪽으로 움직이면 수행 시 마음의 힘이 그쪽으로 움직여서, 그 추구하는 바가 자꾸 현실화되어 나타나게 됩니다.

답은 간단합니다. 마음으로 부정하십시오. 그것을 옳지 않다고 생각하십시오. 수행에 방해가 됩니다. 거기에 신경을 쓰면 조식에 신경을 덜 쓰게 됩니다.

저희와 같이 수행을 하던 도반이 그런 경험을 하였습니다. 산에서 수행을 하다가 갑자기 손과 발이 움직이며 무술을 하더군요. 그것이 신기해서 자꾸 들여다보니, 그 다음 것이 또 나왔습니다. 그러나 지금은, 그것이 정신을 밝히는 수행에 도움이 안 된다고 생각하여 마음으로 거부하니 멈추었습니다. 마음으로 부정하십시오.

정신수련 중에 가장 무서운 것은 선입견입니다. 수련이 진척될수록 더더욱 조심해야 할 것도 바로 자신의 고정관념입니다. 항상 자기 자신을 냉정히 바라볼 수 있는 정신력을 배양하시기 바랍니다. 모든 마장은 자신이 불러들이는 것입니다.

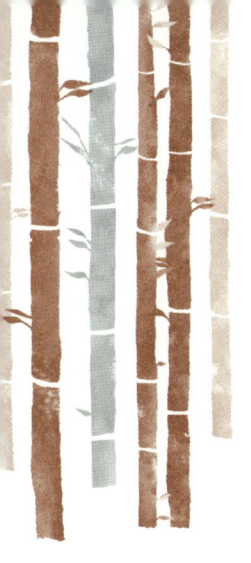

17

단학을 수련하던 중에 몸의 느낌이
완전히 사라진 적이 있습니다.
이것을 어떻게 받아들여야 할까요?

수행 시 몸이 사라지는 경험은 크게 보면 원신 각성의 한 경과로서, 어느 정도 '입정入靜'의 맛을 보신 것입니다. 사방이 고요하고 정신만 또렷하실 것입니다. 육신은 감각도 없고요. 감정도 일어나지 않을 것입니다.

『용호비결』에서 "내가 육신에 깃들어있는지 육신이 내 속에 있는지조차 알 수 없으며, 매우 고요하고 아득하여 황홀하다."라고 말하는 경지의 맛을 조금씩 보게 되는 것입니다.

같은 길이의 호흡을 해도 정신의 집중이 잘되어 있어서 비교적 짧은 초수에서도 정신이 상쾌하고 시원해지는 경험을 하시는 것입니다. 그만큼 정신이 안정되었다고 보아야겠지요. 그래서 단전에 정신이 온전하게 머물 수가 있기에 무아지경에 들어가신 것입니다.

참된 조식은 단순히 호흡 초수만 줄여서 한다고 되는 것이 아닙니다. 정신이 얼마나 집중되느냐가 관건인 것입니다. 정신이 온전히 하나로 모여서 집중된 수행과, 정신이 여기저기에 분산된 수행의 결과가 같을 리 만무합니다.

그래서 저희 공부법의 첫 단계가 '호흡에 집중하기'입니다. 짧은 호흡이라도 호흡에 집중이 잘되어 생각이 가라앉게 된다면 그 쇄락의 맛은 무궁합니다. 이 체험을 어느 정도 맛보라는 것이 이 단계의 취지입니다. 단, 거기에 머물러서는 보다 큰 정신적 각성은 요원하게 됩니다.

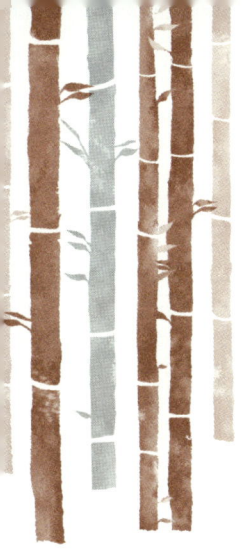

18

호흡수련을 할 때 시계 소리를 들으면서 호흡의 길이를 맞추라고 하는데, 시계 소리를 들으면서 호흡을 하다 보면 똑딱거리는 소리에 호흡이 끊기는 느낌이 들기도 합니다. 어떻게 해야 할까요?

호흡이 끊이지 않고 부드럽게 되면서 호흡의 길이가 정확하게 맞게 된다면 가장 좋은 일이겠지요. 그러나 조식을 처음 시작하는 초학자에게는 어려운 일일 수 있습니다. 그래서 시계 소리를 듣거나 아니면 시계를 내려다보면서 호흡의 길이를 맞추라고 권하는 것입니다.

그런데 시계 소리를 들으면서 숨을 쉬다 보면 시계 소리에 맞추어 호흡이 끊기는 느낌이 들 수도 있습니다. 그러나 이것은 느낌일 뿐이지 실제 호흡이 끊기는 것은 아니므로 너무 신경 쓰지 마시기 바랍니다. 꾸준히 호흡을 하시다 보면 자연히 자신의 호흡에 대한 확신이 들 것입니다.

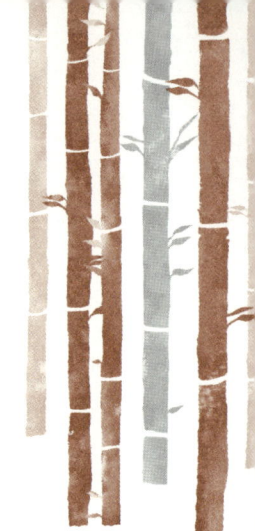

19

단학을 수련하다 보면 졸음이 밀려오는 경우가 많습니다. 졸음 때문에 수련에 많은 장애를 겪고 있는데, 이를 극복할 방안이 있습니까?

어떤 정신수련을 택하건 피할 수 없는 장애물이 바로 '졸음' 즉 '수마睡魔'라고 하는 것이죠. 이러한 졸음은 명상을 수행함에 따른 신체나 정신상의 자연스런 긴장완화로 일어나기도 하며, 단학수련에서 오는 기운 운행상의 피로감으로 일어나기도 합니다.

졸음이 몰려오면 제일 손쉬운 방법은 일어나서 걷거나, 몸을 풀어주거나, 또는 시원한 물로 목욕을 하는 등 정신을 다시 다잡고 수련에 임하는 것입니다. 그 상태로 더 버티다가는 아예 잠으로 빠져드는 경우가 허다하니까요. 그래서 졸음에 대한 제일 명답은 사실 "깨어있는 동안 더욱 정신 차리고 수련하라."입니다.

되도록이면 졸음이 밀려오는 조건을 만들지 말아야 하죠. 그래서 눈을 완전히 감지 않고 반개半開한 채로 수련하는 것이며, 코 높이까지 물을 채우고 수水수련을 하여 졸면 코에 물이 들어오는 조건을 만들고 수련에 임하기도 하는 것입니다. 모두 졸음을 막고 정신을 극도로 깨어있게 하기 위한 방법들입니다.

이러한 외적인 대비책 외에 가장 중요한 것은 순조로운 호흡을 통한 정신의 각성입니다. 정신이 호흡에 집중하는 중에 깨어있게 되면, 졸음이 멀리 사라집니다. 아주 고요해지면서 동시에 또렷해지죠. 이 상태를 자주 체험하면서 호흡수련에 임하시면 졸음에 대한 걱정은 사라질 것입니다.

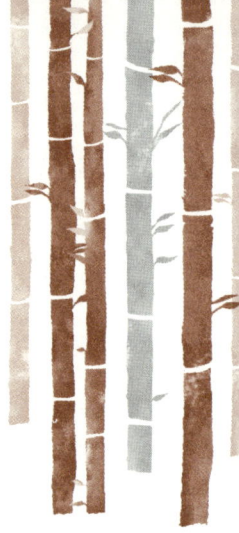

20

상단전에 집중하는 수행을 하거나,
화두수행을 하는 경우 머리에 기운이 몰려서
두통과 기운의 압박이 너무 심한 경우가
있습니다. 이를 해결할 방법이 없나요?

단학수련을 표방하는 단체 중에 바로 상단전에 정신을 집중하도록 수련을 지도하는 경우 탈이 많이 납니다. 또한 화두수행은 '화두話頭'라는 의문에 정신을 집중하기 때문에, 뇌에 정신과 기운이 모여서 기운이 압박해오게 되는 '상기上氣'현상이 일어나기 쉽습니다. 상기가 일어나면, 두통이 심해지고 기운이 정체되어 쉽사리 흩어지지 않게 됩니다.

하단전부터 수련을 한 경우에는, 힘을 무리하게 주어서 하는 경우가 아닌 한 이런 현상이 잘 나타나지 않습니다. 설사 기운이 상단전에 몰렸다고 하더라도 정신으로 기운을 조절할 수 있으며, 이미 하단전까지 가는 통로가 잘 열려있기에 정체되어 있는 기운을 쉽게 아래로 내릴 수 있습니다.

  하단전을 먼저 열고 수련에 정진하는 경우에는, 단전에 의식을 두기만 하더라도 기운이 저절로 아랫배로 내려갑니다. 그러나 단전에 힘을 무리하게 주면 그 반동에 의해 뇌로 기운이 치닫게 됩니다. 그러니 항상 마음을 편안히 하고 의식을 지긋이 아랫배에 두시면 머리에 뭉쳐있던 기운이 차차 아랫배로 모여듭니다. 절대 단전에 힘을 주지 마십시오. 단지 의식을 단전에 기울여주기만 하면 됩니다. 이 간단한 방법으로 머리의 상기현상을 해결할 수 있습니다.

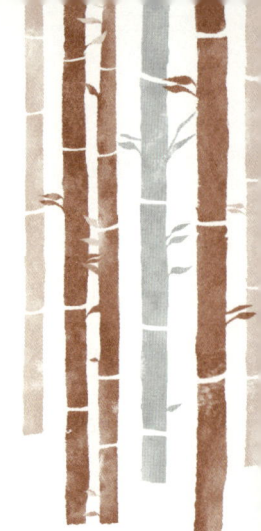

21

어떤 곳에서는 '지식止息'을 호흡의 중요한 방법으로 제시하는데, 여기서는 호흡을 절대 멈추지 말라고 합니다. 과연 어떤 것이 옳은가요?

호흡을 멈추는 법은 중국이나 인도, 일본에서 주로 하던 방식이 우리나라에 들어온 것입니다. 그리고 이러한 방식은 주로 기공氣功을 하는 사람들이 수련하는 방식이지, 고도의 정신적 경지를 이루는 방식은 아닙니다.

이 우주의 운행이 단 한순간이라도 멈춘 적이 있습니까? 항상 음陰과 양陽이 나뉘어 돌고 돌아 그치지 않습니다. 단 한순간이라도 우주의 운행이 멈춘다면 우주의 모든 생명체도 죽음을 면하기 힘들겠지요. 호흡도 마찬가지입니다. 우리의 몸에서 호흡이 멈추는 그 순간이 죽음을 맞이하는 순간입니다. 호흡은 살려고 하는 것이지

죽으려고 하는 것이 아닙니다.

다만 무술이나 기공에서 순간적으로 폭발적인 힘을 모으기 위해 숨을 멈추는 '지식止息'을 행하기는 하지만, 정신을 밝히는 정신수련에서는 엄금하는 방식입니다. 목표를 분명히 하시고 수련에 임하시기 바랍니다.

또한 단학에서 주로 겪는 무수한 상기上氣현상 또한 지식으로 인한 무리한 힘주기에 의해 일어난다는 사실을 분명히 아시기 바랍니다. 우리 고유의 정신수련인 '조식調息'은 들숨과 날숨을 그침 없이 고르게 하는 것이지, 결코 멈추는 방식이 아닙니다. 단학으로 인한 각종 부작용의 중요한 근원이 숨을 멈추면서 배에 힘이 들어가는 것 때문입니다. 따라서 각별한 주의가 필요합니다.

22

호흡을 수련할 때 잡념에 시달립니다.
잡념 때문에 호흡에 집중하기가 힘든데
어떻게 해야 하나요?

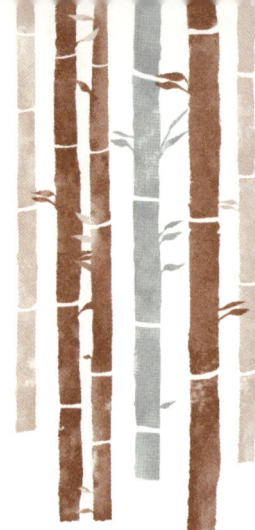

　호흡을 수련한다는 것은 1차적으로 단전을 중심으로(코를 중심으로가 아님) 들이쉬고 내쉬는 호흡에 집중하는 것입니다. 평상시에는 별일이 없다가도 일단 호흡에 정신을 모으고자 하면 별별 방해가 따르는 것이 당연한 현실입니다. 산만한 정신을 갑자기 하나로 모으려고 하면 방해받기 마련이죠.

　그럴 때일수록 더더욱 정신을 들이쉬고 내쉬는 숨에만 집중하면 됩니다. 잡념이 일어나는 것에 정신이 따라가면, 잡념이 힘을 얻어 더 산만해집니다. 헤어 나오기 힘들어질 정도로 말입니다. 잡념을 없애는 최고의 요령은 '그것을 무시하는 것'입니다. 그냥 "모른다!"라고 무시하면 됩니다.

　잡념은 자신이 본래 하던 일에 마음이 덜 집중되어 틈이 생겨 나타난 것입니다. 그럴수록 잡념에 대해 "모른다!"라고 선언한 뒤, 더욱 정신을 차려서 자신이 본래 하던 호흡에 집중하면 됩니다. 오로지 호흡만 의식하고 느끼면서 수련하다 보면, 어느새 '잡념'이 사라지고 정신이 하나로 모아지는 '일념'이 이루어질 것입니다.

　'잡념' 그 자체가 죄는 아닙니다. 잡념이라고 별것이 아니라 때가 아닌데 나오는 생각일 뿐입니다. 거기에 힘을 실어주지 않으면 됩니다. 항상 깨어있는 정신 상태를 유지하면서 호흡에 정신을 모으시면 됩니다. 그러다 보면 정신이 하나로 모아져서 정신이 아주 고요하고 상쾌해지는 상태에 들어가게 됩니다. 그러한 '일념'의 상태에서, 호흡과 감정과 생각을 바라보는 원신 그 자체에 집중하면 '무념'의 상태에 진입하게 되어 명상의 참맛을 알게 됩니다.

　명상이 잘된다는 것은 잡생각이 줄어들고 내가 원하는 일념을 오래도록 유지할 수 있다는 것입니다. 오래도록 일념을 유지할 수 있을 때, 우리는 우리의 참나인 원신의 현존을 체험할 수 있습니다. 정신을 하나로 모아서 오래도록 유지할 수 있으면, 집중력과 사고력, 창조력은 비약적으로 증가하게 됩니다. 잡념에 신경 쓰지 마시고, 자신이 지금 해야 할 일이 무엇인가만 신경 쓰시기 바랍니다.

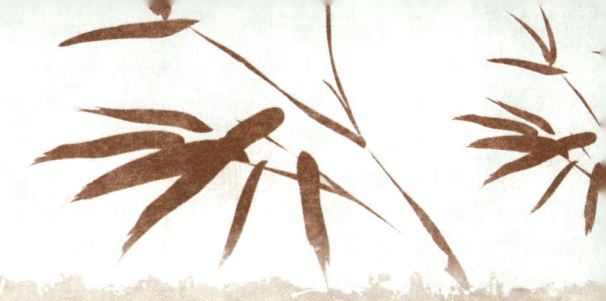

IV
조선 선비들의 단학수련

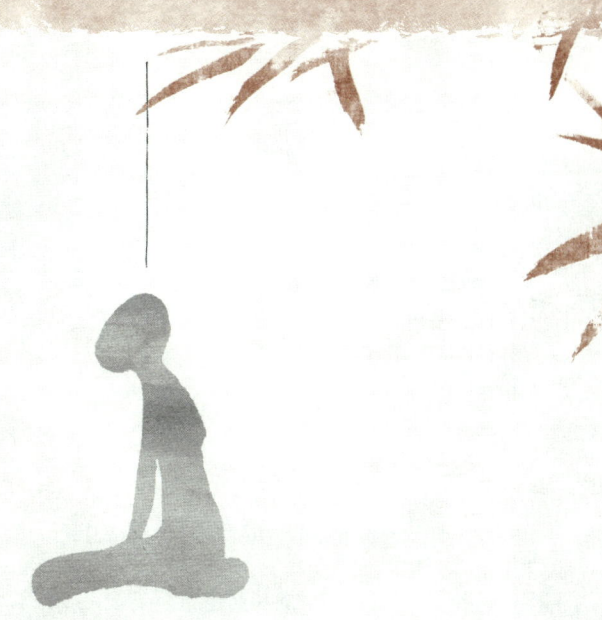

1
목은 이색의 단학시

「산재山齋」

산재에 한 해가 또 저물어가니

산 사람의 마음은 다시 고요해지네.

찬 계곡물은 절벽에서 떨어지고

눈 밑에는 아름다운 풀이 푸르네.

늙은 학은 장송에 둥지를 틀었고

북풍은 쌀쌀하게도 불어오네.

문 닫고 앉아 '현빈玄牝(丹田)을 지키니

텅 빈 방에 절로 흰빛이 생기네(혜광慧光이 빛남을 말함).

나는 이 산재에 오래도록 거처하고 싶으나,

무상한 세월이 허락지 않는구나.

다만 두려운 것은, 내 초심을 저버리지 않을까 함이니

돌아와서 편안한 집(사랑, 仁)에 거주하려 하네.

어찌 알리오, 단 하루 동안이라도

천하가 그 은택을 입게 될 줄을.

山齋歲云暮 山人心更寂 寒磵滴石崖 雪底瑤草碧

老鶴巢長松 朔風吹浙瀝 閉戶守玄牝 虛室自生白

我欲從其居 傲此百代客 只恐負吾初 歸來居安宅

那知一日間 天下被其澤

고려 말의 대학자이자 충신이신 목은牧隱 이색李穡(1318~1396) 선생께서도 그의 『목은시고牧隱詩稿』「산재山齋」라는 시에 단학을 수련하신 정취를 적어놓으신 바 있습니다.

이 시를 통해서 우리는, 목은 선생께서 산에 거처하시면서 단학을 연마하는 중에 지혜의 빛(혜광)을 밝히시고, 나와 남을 둘로 보지 않는 '사랑'(仁)에 안주하였음을 잘 느낄 수 있습니다. 참다운 지혜의 빛, 즉 원신의 광명함을 회복함에 따라 홍익인간의 자비심이 샘솟음은 공부의 당연한 이치일 것입니다.

매월당 김시습의 단학론

조선 초기의 생육신生六臣이자 단학계의 대표 인사이신 매월당梅月堂 김시습金時習(1435~1493) 선생은 『용호론』 등의 글에서 단학수련법의 핵심을 상세하게 설명하고 계십니다.

1. 무릇 용호龍虎(여기서는 기氣와 혈血을 말함)란 납과 수은이며, 정기鼎器(단丹을 이루는 솥)라는 것은 건곤乾坤(하늘과 땅, 상단전과 하단전)이고, 문무文武는 화후이다. 이것들을 단련하여 대강 9번 뒤적여 단丹을 이루는 것(구전환단九轉還丹, 9단계를 거치며 단을 정화시킴)이 그 대략이다.

   夫龍虎者鉛汞也 鼎器者乾坤也 文武者火候也 鍊之 凡九轉而成丹 此其大略也

이제 더 상세히 말한다면 '용'(기운)은 남방의 리離☲(심장의 불기운)인 용이
요, '호'(정혈)란 북방의 감坎☵(신장의 물기운)인 호랑이이다.
若詳言之則 龍者南方離龍也 虎者北方坎虎也

대개 동방은 청룡靑龍이 되고 서방은 백호白虎가 되는 것이 상례이다.
盖東爲靑龍 西爲白虎 此常理也

이제 동방의 목木을 동방에 있지 않게 하여 화火와 함께 남에 위치하도
록 하고(기운이 위로 발산함),
今以東方之木 不在東而與火 爲位於南

서방의 금金은 서방에 있지 않게 하여 수水와 함께 북에 자리하도록 하
면(정혈이 아래로 수렴됨),
백호가 변하여 흑호黑虎가 되고, 청룡이 변하여 적룡赤龍이 된다(소주천
의 운행을 설명함).
西方之金 不在西而與水 合處於北 白虎變爲黑虎 靑龍變爲赤龍

목화금수를 '용과 호랑이'로 삼아, 납(기운)과 수은(정혈)에 비유한 것이다.
木火金水以爲龍虎 而寓言於鉛汞也

단을 만들 때 용을 몰고 호랑이를 불러 그 정혈을 삼키고, 한 번은 내쉬고 한 번은 들이마셔 둘이 서로 마시고 먹게 하여서, 호랑이는 엎드리게 하고, 용은 내려오게 하여 날지 못하게 하고, 도망가지 못하게 하여야 한다. 둘(용과 호랑이)을 합하여 하나가 되게 하는 것, 이것을 '단련'이라 한다.

作丹之時 驅龍呼虎 乃呑吸其精 一呼一吸 兩相飮食 伏虎降龍 不飛不走 倂合爲一 是謂鍊也

정기鼎器를 '건곤'(하늘과 땅)이라 하는 것은, 대개 모든 사람의 신체에 머리(상단전)가 건乾이요, 배(하단전)가 곤坤이기 때문이다.

鼎器云乾坤也者 盖凡人之身體 首卽乾 腹卽坤

처음 앉을 때 정신을 모아 안을 비추고, 눈빛을 거두고 청각을 단전에 집중하며, 눈으로써 코를 대하고 코로써 배꼽을 마주하게 하고, 몸을 편안하고 바르게 한다. 즉 이것이 정기鼎器(단을 이루는 솥)를 편안하게 하는 것이다.

初坐之時 凝神內照 收視反聽 以眼對鼻 以鼻對臍 身要平正 卽是安鼎器也

'정기鼎器'(단전)가 이미 편안하게 되었으면, 한 번 내쉬고 한 번 들이쉬면서 저 '원기元氣'를 자기 것으로 하는 것이다.

鼎器旣安 一呼一吸 盜彼元氣

이렇게 하면 단丹이 하단전의 감수坎水(☵) 속에서 생겨나게 된다. 이때 화후로 단을 내몰면, 제 자리에서 나와 상·중·하의 단전을 거쳐 내려와서 입으로 들어가게 되는데, 먹이를 먹는다고 한다(대주천을 설명함. 대약을 먹고 원신의 태아가 결성됨).

於是丹生於坎中 因火逼而出位 歷三宮 降而入口卽 是服餌也

2. 수련함으로 오래 산다는 것은 능히 천지의 정기를 훔치는 것이다. 능히 바른 기운을 훔칠 수 있는 까닭은 '호흡'이 있기 때문이다. 날숨은 뿌리에 이르고, 들숨은 꼭지에 이른다. 이리하여 능히 그 기(元氣, 正氣)를 훔쳐서 단전으로 되돌아올 수 있게 한다.

其所以修煉而長生者 能盜正氣也 其所以能盜正氣者 由其有呼吸也 呼至於根 吸至於帶 是以能盜其氣歸之於丹田也

3. 단전까지 길이 열리고 원신의 태아가 결성(결태)된 뒤 100일이 지나면 영험함이 나타나며(100일은 약 3달로서 엄마 뱃속에서 3달이면 아기가 형체를

갖춘다고 해서 이 기간을 강조하는 것임). 10달이 지나면 태가 원만해지게 된다. 1년이 지나면 작은 이룸(小成)이 있고, 2년이 지나게 되면 큰 이룸(大成)이 있게 된다. 이와 같이 하여 9년째에 이르러서 9번의 변화를 겪은 뒤에야 음陰이 다하고 양陽이 순수해지게 된다(불순물이 다 벗겨지고 금단金丹이 이루어짐). 그리하여 공부가 다 이루어지고 덕행이 가득 차게 되어 사람의 할 일이 모두 다 닦인 연후에 가히 세상을 버리고 홀로 설 수 있으며, 천지와 더불어 그 수명을 같이 할 수 있다(이 우주와 함께 영원히 존재할 수 있음). 이것이 바로 생명을 연장하고 세상에서 벗어나는 기술이다.

自片餉結胎之後 百日而功靈 十月而結圓 一年而小成 二年而大成 以至九年而閱九變 陰盡陽純 功成行滿 人事皆盡 然後 可以遺世獨立 與天地齊年 此長生超脫之術也

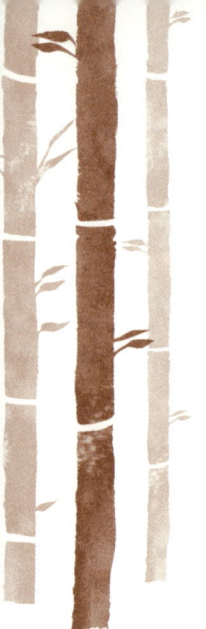

3

한훤당 김굉필의
호흡수련

김굉필 선생께서는 일찍이 뜻을 같이 하는 벗과 함께 지내면서 첫닭이 울면 함께 앉아 콧숨을 헤아리는 호흡법을 행하셨다. 남들은 겨우 밥 한차례 지을 정도의 시간이 지나자 자세가 흐트러졌으나, 유독 선생만은 횟수를 낱낱이 헤아렸고 먼동이 트도록 자세를 흐트러뜨리지 않았다.

(『남명집南冥集』)

한훤당寒暄堂 김굉필金宏弼(1454~1504) 선생은 점필재佔畢齋 김종직金宗直(1431~1492) 선생의 제자로서, 정암靜庵 조광조趙光祖(1482~1519) 선생의 스승이 되는 분입니다. 평생 『소학小學』을 존숭하여 스스로를 '소학동자'로 자처하시던 것으로 유명한 분입니다. 이러한 김굉필 선생께서 호흡수련을 한 이야기가 『남명집』에 전해오고 있습니다. 당시에 도반들끼리 모여서 함께 아침 수행을 했다는 것이 재미있습니다. 우리도 분발해야 하겠습니다.

4

추강 남효온의 단학시

「청창간경晴窓看鏡」(맑은 창에 걸린 거울을 보네)

부상扶桑의 가지 끝에서 금닭이 우니

창문에 걸린 청동 거울이 아침 해를 받아 빛이 나네.

솥 안의 하늘 기운과 땅의 기운을

연홍(납과 수은, 기운과 정혈, 용호龍虎)으로 조절하고

바로 앉아 얼굴에 빛 받으며 하늘의 운행(周天)을 기다리네.

부드럽고 거센 화후의 운행 중에

바퀴의 축은 돌고(주천의 운행)

잠깐 사이에 땅의 기운이 상중하의 3단전을 도네.

동방에서 눈썹을 쓰다듬는 여인

나를 위해 얼굴 닦고 젊은이를 배우네.

扶桑枝頭金鷄鳴 靑銅掛窓朝日明

鼎中九六調鉛汞 正坐照面候天行

文武火間轂軸旋 須臾六氣周三田

東隣掃眉女才子 爲我修容學少年

생육신生六臣의 한 분인 추강秋江 남효온南孝溫(1454~1492) 선생은 김종직 선생의 문하로서 김굉필, 김시습 선생과도 친교가 두터웠다고 합니다. 이 시를 보면 아침 햇살을 받으며, 단전에 기운을 모으고 주천화후를 수련하는 모습이 눈에 선합니다.

허암 정희량의 단학시

조선 전기의 선비인 허암虛庵 정희량鄭希良(1469~?) 선생의 문집인 『허암유집虛庵遺集』의 「기언奇言」이라는 시에 다음과 같은 내용이 있습니다.

> 혼돈의 구멍(一竅)을 뚫으니
> 현빈(丹田)의 문이 생기는구나.

> 丁丁鑿破混沌竅
> 戢戢化生玄牝門

조식調息을 고르게 하는 중에 아랫배에 한 구멍이 생기니, 천지의 문이 되는 '현빈玄牝'(단전丹田)이 숨을 토해내어, 새로운 천지 즉 새로운 에너지의 몸을 낳게 된다는 내용입니다. 하단전에 한 구멍을 뚫어 '원기元氣'를 되찾는다는 내용입니다. 이것은 '태식'이 일어날 때의 현상입니다.

6

화담 서경덕의 단학시

내 몸의 납(기운)과 수은(정혈)은 단약의 재료인데

물(정精)과 불(기氣)을 잘 조절하여

성스러운 태아 도태道胎(원신의 태아)를 결성했네.

무극의 혼돈한 마음

즉 무념무상無念無想의 마음으로 단전을 접하니,

보이고 들리지 않는 가운데 그 속에 어린 아이(道胎)를 얻네.

9번 도태를 은근히 굴리다 보면(九年功完)

36하늘이 차례대로 열리네.

내가 바로 옥도玉都의 진일자眞一子이니

이가 바로 회회回回임을 아무도 모르네.

吾身鉛汞藥之材 水火調停結聖胎

混沌前頭接玄母 希夷裏面得嬰孩

三三砂鼎慇懃轉 六六洞天次第開

余是玉都眞一子 無人知道是回回

(『화담문집花潭文集』)

개성의 박연폭포, 황진이와 더불어 송도삼절로 유명한 화담花潭 서경덕徐敬德(1489~1546) 선생의 이 시에 나타난 수련은, 김시습 선생의 「용호론」에서처럼 '결태結胎'(원신의 태아의 결성) 이후 9년의 공부를 분명히 하고 있습니다. 또한 단학수련의 근본원리를 우리 『삼일신고』의 "자신의 본성에서 그 씨알을 구하라. 하느님이 너희의 머릿골 속에 이미 내려와 계신다."(自性求子 降在爾腦)는 사상에 두고 있다는 것도 잘 드러납니다.

퇴계 이황의 호흡수련

7

나는 항상 오랜 병의 시달림에 괴로워하기 때문에, 비록 산에 살더라도 마음을 다해 책을 읽지 못한다. 깊은 시름에 잠겼다가도 '조식調息'을 하고 나면, 때로 몸이 가뿐해지고 심신心神이 상쾌하게 깨어나며, 우주를 굽어보고 우러러보아 감개가 무량해진다.

余恆苦積病纏繞 雖山居 不能極意讀書

幽憂調息之餘 有時身體輕安

心神灑醒 俛仰宇宙 感慨係之

(『퇴계집退溪集』「도산잡영陶山雜詠」)

퇴계退溪 이황李滉(1501~1570) 선생은 조선의 대표적 성리학자로서, 평소 호흡을 고르게 하는 조식수련을 연마하면서 도학道學의 기초로 삼으셨음을 잘 알 수 있습니다.

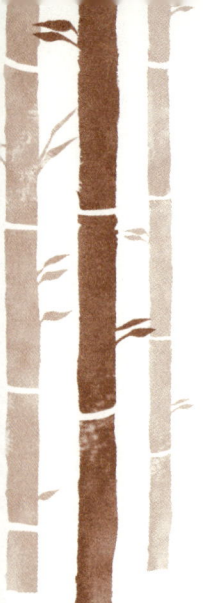

8

남명 조식의
원신元神각성

태일진군(원신, 참나)이

명당明堂에서 정치를 펼친다.

안에서는 총재(내정 총괄자)가 주재하고

밖에서는 백규(외정 총괄자)가 살핀다.

왕명의 출납을 맡은 승정원承政院과 추밀원樞密院은

진실하고 성실하게 말을 잘 가려서 한다.

4글자의 부절(조화·한결같음·올곧음·반듯함)을 발부하고

온갖 금해야 할 것을 경계하는 깃발을 세운다.

인체에 있는 아홉 구멍의 사특함도

세 군데(눈·귀·입) 중요한 곳에서 처음으로 나타난다.

사특한 낌새가 있자마자 용감하게 이겨내고

나아가 반드시 완전히 제거해야 한다.

임금께 보고하니

요순의 해와 달이로다.

세 관문(눈·귀·입)을 닫아두니

맑은 들판이 끝없이 펼쳐져 있구나.

하나로 되돌아가니

시동尸童(제사 때 신위神位에 앉히던 아이)과도 같으며

연못과도 같도다.

大一眞君 明堂布政 內冢宰主 外百揆省

承樞出納 忠信脩辭 發四字符 建百勿旂

九竅之邪 三要始發 已動微勇克

進教廝殺 丹墀復命 堯舜日月

三關閉塞 淸野無邊 還歸一 尸而淵

(『남명집南冥集』「신명사명神明舍銘」)

남명南冥 조식曺植(1501~1572) 선생은 퇴계 이황과 더불어 당대의 유명한 철학자입니다.

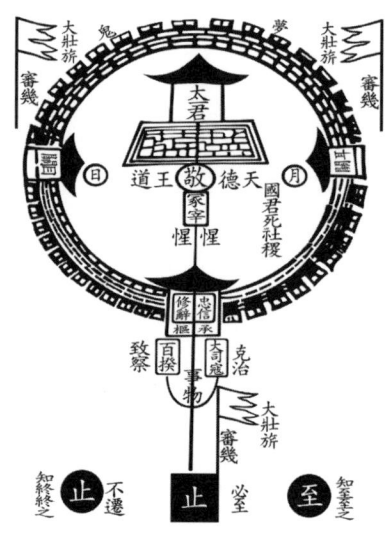

| 신명사도神明舍圖 |

「신명사도」는 남명 선생께서 우리의 '마음'(心) 자리를 한 나라의 중심에 비교하여 그린 그림입니다. 나라의 임금 자리에 위치한 태일군太一君은 '본래 광명한 원신元神'에 해당하며, 항상 깨어있어야 한다는 의미에서 '경敬'의 자리에 위치한 나라의 총재家宰는 우리의 '깨어있는 의식意識'에 해당합니다. 이러한 우리의 마음이 외부와 소통하는 통로이자 정기신精氣神의 출입처인 '눈·귀·입'을 조심하고 살펴야 하는

'세 가지 관문'(三關)으로 삼아서, 항상 방비하라고 설명하고 있습니다.

9

남명 조식의 단학론

1. 도가에서 말하는 수은(汞, 상단전의 원정元精, 원신을 머금은 상단전의 정혈) 은 바로 신령한 단丹으로서 현주玄珠(사리)이니, 이는 움직이는 구슬인바 달아나기 쉬우니 잘 간직해야 한다.

   汞 靈丹玄珠 流珠 易走難持

2. 밤낮 물수레(周天)가 돌아 잠시도 멈추지 않으니, 묵묵히 천지와 하나가 되어 함께 운행한다(내 몸 그대로가 소천지小天地가 됨).

   晝夜河車 不暫停 黙契大造 同運行

3. 다만 마음을 보존하되 지극히 텅 비고 고요하게 하여야 하며, 입(태윳는 입

을 말함. 『주역』을 다물고 눈을 반개하며 묵묵히 (단전만을) 살펴야 한다.

但要存心極虛靜 塞兌垂簾默默窺

4. 용이 여의주를 보살피듯 마음에 잊지 말며, 닭이 알을 품듯 기운을 끊어지게 하지 말며, 고양이가 쥐구멍을 지키듯 정신을 흩트리지 말라(오로지 단전의 기운을 지극정성으로 지키라는 뜻).

如龍養珠心不忘 如鷄伏卵氣不絶 如猫守穴神不動

5. 요점은 마음과 숨 쉬는 것이 항상 서로를 돌아보는 데 달려 있다(항상 깨어있는 정신으로 호흡에 집중해야 함). 한 번 숨 쉬는 것이라도 놓친다면, 그 마음이 죽어 시체만 움직이는 꼴이 될 테이니 그 육신은 이미 망하게 된다(정신이 깨어있지 못하면, 그 육신에 주재자가 없는 셈이 됨).

要在心與息常相顧 有一息之放 則君喪而走尸 其國亡

(이상 『남명집南冥集』)

이 호흡법에 대한 설명은 『남명집』의 「신명사도神明舍圖」의 주석에 기록되어 있는 것으로서, 「병오본丙午本」에만 있습니다. 다른 판본에는 전하지 않는 것은, 당시 유림들에게 사문난적斯文亂賊으로 몰릴까 두려워하여 뺀 것입니다.

퇴계 선생이나 다른 큰 선비들도 문집에서 그러한 부분을 모두 빼는 바람에 자료가 상당히 부족한 것이 현실입니다. 그래서 그렇게 문집에 실리지 못한 단학 자료들은 집안 내부적으로 가전만 되어 오다가 유실되기도 하고, 혹은 최근에야 세상에 빛을 보이기도 합니다.

망우당忘憂堂 곽재우郭再祐(1552~1617) 선생의 『복기요결服氣要訣』도 근래에 발견되었으며, 유명한 퇴계 선생의 『활인심방活人心方』도 가전으로 전해지다가 세상에 공개된 지가 그렇게 오래되지 않았습니다. 유교만 숭상되던 조선시대에 그런 것을 함부로 선보일 수는 없었으니까요.

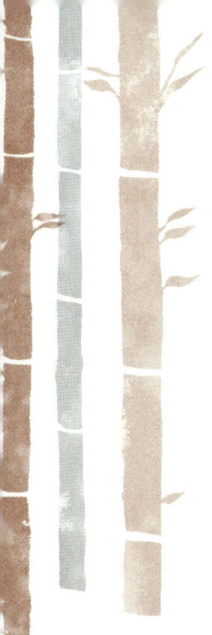
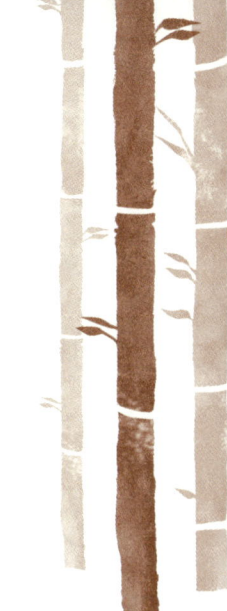

10
하서 김인후의 단학시

삶을 보전하는 방안을 논해보자면

신령한 액체(精)를 굳건히 지키는 것이 제일이다.

생각과 감정을 망령되이 수고롭게 하지 말고

일상생활에 일정한 규칙이 있어야 한다.

음식을 절제하지 않으면

병은 이로부터 들어오게 된다.

이기적 욕심을 이겨내고

순수한 천성(금단金丹)을 복원하고자 한다면,

기운이 하늘로 올라가되

다시 차가워져 땅의 습기에 응해야 한다.

정기신의 3가지 빛이 뭉친다면(금단金丹의 완성)

늙지 않을 것이니,

비단 수명을 백 팔십으로 늘일 뿐만이 아니다.

若論保生方 第一固靈液 心思勿妄勞 居止有常則

食飮或不節 疾病從此入 勝私復純乾 行天應地濕

不老涸三光 非惟百八十

(『하서전집河西全集』「제양생서題養生書」)

하서河西 김인후金麟厚(1510~1560) 선생은 조선 중기 호남을 대표하는 유학자입니다. 과거 합격 후 독서당에서 이황과 함께 공부를 했는데, 의기투합하여 훗날 퇴계가 "함께 교유한 사람은 오직 하서 한 사람뿐이었다."라고 할 정도였죠. 성군으로 평가받던 인종을 세자 때 가르쳤는데, 인종이 8개월 만에 승하하자 비통해하며, 때마침 을사사화가 일어나자 벼슬을 버리고 고향에 은거해 학문과 제자 양성에 몰두하였습니다.

정통 성리학자였으나 내단內丹수련에 심취하는 등 도가사상에도 큰 관심을 보였습니다. 그가 죽고 나서 수년 뒤 이웃에 사는 오세억 吳世億이란 사람이 죽었다가 하루 만에 살아났는데, 죽어서 자미궁紫微宮이라는 곳에 갔더니 자미선紫微仙으로 있는 김인후가 명부를 보며, 아직 죽을 때가 아니라고 돌려보냈다는 일화가 전해옵니다.

김인후 선생께서는 생명을 잘 배양하는 도리를 논하시면서, 단학의 궁극 경지를 은연중에 설명하고 계십니다. 단학수련을 완성시키기 위해서는, 무엇보다 먼저 생명의 근원이 되는 신령한 액체인 '정액'을 굳게 지키라고 하시고 있습니다. '정액'(精)이란 우주와 인체를 이루는 3가지 요소 즉 '정精(물질적 요소)·기氣(에너지)·신神(정신적 요소)' 중의 하나로서, 몸과 물질을 이루는 근본이 되며 생명활동의 기초가 되는 것입니다.

이 생명 창조의 씨알이 되는 '정액'을 굳게 지키면서 호흡을 조절하여 단전을 중심으로 기운을 연마해나간다면, 온몸의 맥이 열리는 '대주천'(단전의 기운이 몸 뒷면의 독맥과 앞면의 임맥을 타고 온몸을 도는 것)이 이루어지게 됩니다. 단전에 모인 기운에 항상 의식을 집중하다 보면, 기운이 뜨거워지면서 독맥을 타고 정수리까지 이르게 되며,

정수리에 올라간 기운은 냉각되어 임맥을 타고 다시 단전으로 내려오게 됩니다. 이러한 '대주천'을 통하여, 몸 안의 모든 병病의 기운은 사라지고 의식의 핵인 '원신'은 거듭나게 됩니다.

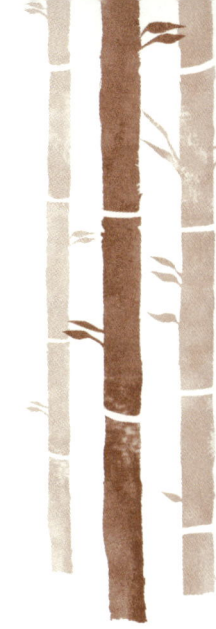

율곡 이이의
원신元神각성

11

학자는 모름지기 항상 '경敬'(일념一念으로 깨어있음)을 주로 하여 경각이라도 잊어버려서는 안 됩니다. 일을 처리해야 할 때는 일념으로 깨어있으면서 마땅히 머물러야 할 데에 각각 머물러야 합니다. 일이 없이 정좌靜坐하고 있을 때는 생각이 일어난다면 반드시 무엇에 대한 생각인가를 알아차려야 합니다.

그것이 만약 '악한 생각'(惡念)일 것 같으면 곧 용맹하게 단절시켜 털끝만큼이라도 나타날 실마리를 머물게 하지 말아야 합니다. 만약 '선한 생각'(善念)이면서 마땅히 생각해야 할 만한 것이라면, 그 이치를 궁구하여 풀리지 않은 바를 풀어서 이치를 더욱 밝혀야 합니다. 만약 선한 생각이라고 하더라도 그 적당한 때가 아니면 이것은 잡생각입니다.

'잡생각'(浮念)이 일어나는 것을 싫어하는 생각을 내면 더욱 어지럽게 됩니다. 이 싫어하는 마음 또한 잡생각인 것입니다. 잡생각인 것을 알아차린 뒤에는 다만 가볍게 추방하고 이 마음을 잘 챙겨서 (잡생각을) 따라가지만 않으면 그런 생각이 일어나더라도 곧 그치게 됩니다.

이와 같이 공부를 하여 아침저녁으로 씩씩하게 하되, 속히 이루어지기를 바라지 말고 게으른 생각을 내지 말 것입니다. 만약 깨어있는 힘을 얻지 못하여 혹 가슴이 답답하고 우울한 생각이 들 때에는, 반드시 정신을 가다듬어 일으키고, 마음을 정결하게 하여 한 생각도 없게 하고, 기상을 맑고 평화롭게 하여야 합니다. 이렇게 닦기를 오래하여 순수해지고 익어지면, 정신이 모이고 안정되어서 항상 이 마음을 깨어서 알아차릴 수 있게 되며, 정신이 우뚝 서있게 되어(원신元神의 각성) 사물에 이끌려 더럽혀지지 아니하고, 사물이 나의 부림을 받아 뜻대로 되지 않은 것이 없게 됩니다. 본체의 밝은 것(明)이 훤히 드러나게 되고, '밝은 지혜'가 비추어 권도權度에 어긋남이 없게 될 것입니다.

(『성학집요聖學輯要』)

율곡栗谷 이이李珥(1536~1584) 선생은 『성학집요聖學輯要』에서 마음을 '일념一念'으로 모으고 깨어있기를 계속해서 노력하다 보면, 자신의 '원신·양심'이 각성되어 마음이 항상 자연스럽게 깨어있을 수 있게 되며, 광명한 본성의 지혜가 밝아져서 사람을 만나고 사물을 처리함(待人接物)에 있어 실수가 없게 될 것이라고 설명하고 있습니다. 이는 '원신元神'의 되 밝힘을 설명한 것입니다.

 '원신'을 되 밝히기 위해서는, 무엇보다 잡념이 아무리 일어날지라도 항상 정신을 하나로 모으고(一念) 깨어있는 상태를 유지하여, 잡념에 끌려가지 말라는 가르침을 유념해야 하겠습니다. 정신을 하나로 모으는 것이 처음에는 힘들지만, 호흡에 대한 집중 등을 활용하여 오래도록 시행하면, 멀지 않아 정신이 하나로 모이면서 자연스럽게 깨어있을 수 있는 상쾌한 경지를 얻을 수 있습니다. 중요한 것은 쉬지 말고 꾸준히 수련을 지속하는 것입니다.

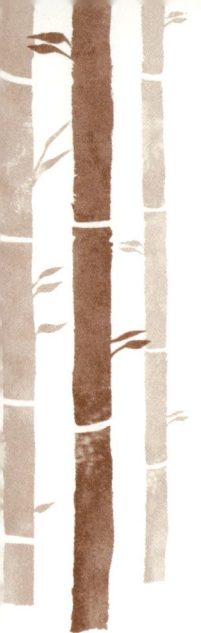

12
율곡 이이의
원기元氣 배양

'인의仁義의 마음'(원신元神·양심)은 사람마다 모두 똑같이 받았으나 타고난 자질에 '열리고 트임'과 '가려짐'의 차이가 있으며, '진원眞元의 기운'(원기元氣)은 사람마다 모두 똑같이 가지고 있으나 혈기血氣에는 '허虛함'과 '실實함'의 차이가 있다.

'인의의 마음'을 잘 배양하면 가려진 것이 열려서 그 타고난 참 마음을 온전히 할 수 있을 것이며, '진원의 기운'을 잘 배양하면 허한 것이 실해져서 그 참 생명을 보전할 수 있을 것이다. 그 배양하는 방법은 다른 물건의 도움이 필요하지 않으니, 타고난 그대로의 마음과 기운을 요동하거나 손상하지만 않으면 된다.

천지 기운의 조화는 생겨나고 또 생겨나서 끝이 없으며 한 순간도 정지하는 법이 없다. 사람의 '기운'도 천지의 기운과 서로 통하니 '양심良心'(순수한 마음)과 '진기眞氣'(순수한 기운)도 천지의 기운과 함께 성장해간다. 오직 그것을 상하고 해치는 여러 가지 것들이 있으니, 자라는 힘이 해치는 힘을 이겨내지 못하게 되면 마침내 그 마음과 기운이 시들어 죽게 된다. 그 '마음'은 짐승과 같아지게 되며, 그 '기운'은 요절하게 되니, 참으로 두렵지 아니한가.

그 '양심·참 마음'을 해치는 것은 '귀·눈·입·코·사지四肢(두 팔, 두 다리)'의 '욕망'이며, 그 '진기·참 기운'을 해치는 것도 또한 이 '욕망'에서 나온다. 대개 '귀·눈'이 소리와 빛깔을 좋아함은 참으로 그 마음에 해로우며, 음란한 소리와 아름다운 빛깔은 뼈를 부수는 도끼와 톱이 된다. '입·몸'이 즐기고 좋아하는 것은 참으로 그 마음에 해로우며, 입을 즐겁게 하는 맛은 반드시 오장을 상하게 하고, 몸을 한가하고 편안하게 하는 것은 근육과 맥을 해이하게 한다.

그리하여 마침내 '움직임과 쉼'을 어그러지게 할 것이며, '희로애락'의 감정이 절도를 잃어버리도록 할 것이다. '마음'은 날로 더욱 방탕해지며, '기운'은 날로 탕진될 것이니, 마침내 한 기운의 관통함이 끊어지게 될 것이며, 온몸의 긴밀한 유대가 해이해지게 될 것이다. 장차 어떻게 목숨을 유지하여 세상에서 살아갈 수 있겠는가?

사정이 이러하니 '마음의 배양'(養心)과 '기운의 배양'(養氣)은 진실로 한 가지 일이다. '양심·참 마음'을 날로 자라나게 하고 상하게 하거나 해치지 않아서, 그 '가려짐'(마음의 때)을 모두 제거하면, '호연浩然한 기운'(올바르고 굳센 기운)이 성대하게 흐르게 되어 장차 '하늘·땅'과 더불어 한 몸이 될 것이다. 살고 죽음과 그 수명의 길고 짧음에 비록 정해진 숫자가 있을 것이나, 내가 할 수 있는 도리는 다하는 것이 될 것이니 어찌 스스로 만족스럽지 않겠는가?

(『성학집요聖學輯要』)

율곡 이이 선생은 사랑과 정의의 마음인 '양심'과 생명의 근원인 '원기'를 잘 배양하는 방법이 둘이 아니라고 설명합니다. 후천적인 기질에는 청탁이 있고, 후천적인 기운에는 허실이 있으나, 원신과 원기에는 청탁·허실의 이원성이 없습니다. 그러나 원신과 원기가 회복되면 자연히 마음은 맑아지고 기운은 실해집니다. 그리하여 양심(원신)이 완전히 맑아지게 되면 원기도 온전해져서, 호연지기가 성대해져 천지와 한 몸이 될 수 있는 것입니다.

13

허균의 조식법

고요함이 극에 달하면 봄 못 속의 물고기처럼 미미하게 숨을 내쉬며, 움직임이 극에 달하면 칩거한 온갖 벌레처럼 고요하게 숨을 들이쉰다. 봄 물고기는 기氣를 얻어 움직이나 그 움직임은 극히 미미하며, 겨울 벌레는 그 기를 머금어 칩거하나 그 칩거는 아무런 조짐도 없다.

'조식調息'(고른 호흡)은 바로 이것과 같다. 면면綿綿(가늘고 길게 이어짐), 밀밀密密(고요하고 깊음), 유유幽幽(그윽함), 미미微微(있는 듯 없는 듯 미미함)하게 숨을 내쉬니, 온몸의 만 가지 구멍으로 기氣가 따라 나가고, 숨을 들이쉬니 온몸의 온갖 구멍으로 기가 따라 들어오는 것이다.

이것을 길러 폐하지 않으면 진기眞氣(원기)가 생기게 된다. 이것이 늙은이를 젊게 하는 약이다. 문무文武, 진퇴進退의 화후가 뜨고 가라앉는 것이 이것이니, 모두 진기眞氣 가운데에서 이것을 구하는 것이라 한다.

(『한정록閑情錄』)

『홍길동전』으로 유명한 교산蛟山 허균許筠(1569~1618) 선생도 단학 인물로 유명한데, 그의 부친(허엽許曄)께서 유명한 화담 서경덕 선생의 제자였던 점을 볼 때 그가 단학에 심취했던 것은 단순한 우연이 아니었던 것 같습니다.

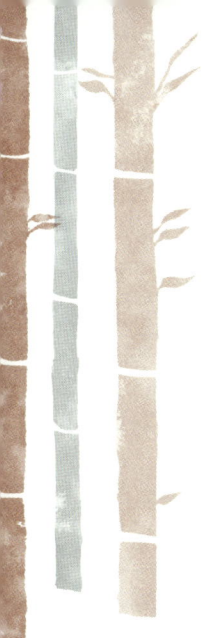
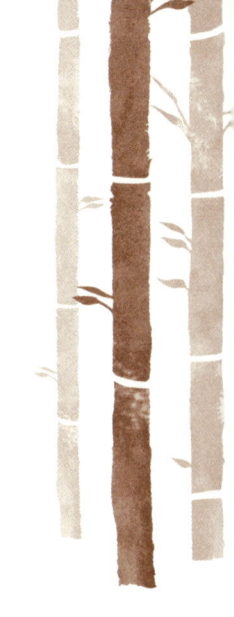

택당 이식의 조식법

여유롭게 앉아서 모든 생각을 버리고 서서히 코로 호흡하는 것을 조절한다. 이렇게 하면 코로 호흡하는 것이 자연 느려지게 되고, 이 호흡이 '배꼽 밑'(下丹田)에까지 도달하는 것을 느끼게 된다. 배꼽 밑에서 다시 나오는 공기가 코끝에 이르게 되고, 그 다음 다시 서서히 새 공기를 들이마신다. 마음과 호흡이 서로 의지하도록 하면(항상 호흡에 정신을 모으면), '수승화강水乘火降'이 이루어져, 신체 안에 있는 불기운(火氣)은 아래로 내려가고 물기운(水氣)은 위로 올라오게 된다.

(홍만종의 『순오지旬五志』)

택당澤堂 이식李植(1584~1647) 선생은 조선 중기의 대표적인 문장

가로서, 홍만종洪萬宗(1643~1725)의 『순오지』에 전하는 택당 선생의 호흡법 설명은 조선 전래 호흡법의 핵심을 아주 명쾌하게 잘 보여주고 있습니다. 호흡을 고르고 또 고요하게 끊어짐 없이 하다 보면, 수승화강水乘火降(물은 올라가고 불은 내려옴)이 되어 '단丹'이 이루어지게 된다는 것입니다. 중요한 것은 들이쉬고 내쉬는 호흡에 온전히 정신을 집중해야 한다는 것입니다.

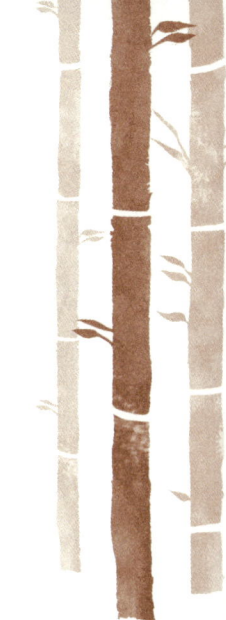

15

이재 황윤석의 단학시

「만영漫詠」

세상의 모든 일의 풍파에도 놀라지 않으리라.

자연의 소리 모두 한가로운데 누구를 위해 울리는 걸까.

황정黃庭(중궁)의 속을 단전 화로는 밤마다 달구니,

오직 용(神)과 호랑이(氣)의 신음을 듣고자 한다.

萬事風波不用驚 等閒天籟爲誰鳴

丹爐夜夜黃家裏 惟戀龍吟虎嘯聲

실학자로 유명한 이재頤齋 황윤석黃胤錫(1729~1791) 선생께서는 천문 관측기구인 혼천의渾天儀 제작 등에 있어서 홍대용 등에게 많은 영향을 준 학자로서, 단학을 평생 전공하였으며 한국의 신선전인 홍만종의 『해동이적』을 증보하여 『해동이적보海東異蹟補』를 저술하였습니다. 이 시는 27세 때의 작품으로 전하는데, 단전에 '용호龍虎'를 모아서 '단丹'을 완성시키고자 밤마다 수련을 한다는 내용으로, 단학의 기본 원리를 잘 보여주고 있습니다.

16

담헌 홍대용의 태식론

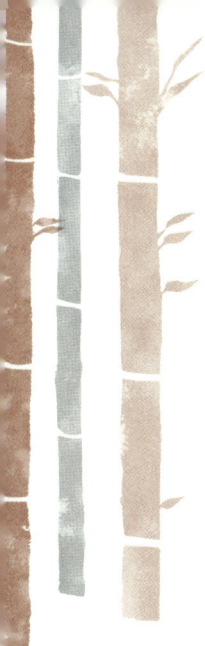
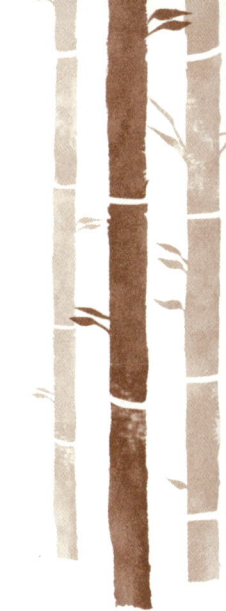

10년간 태식胎息을 하면 단丹이 완성되어 허물을 벗게 되니, 법신法神이 신령하게 변화하여 저 하늘을 초월해 날아갈 수 있다. 이 법신은 불에 타지도 않고 물에 젖지도 않는다. 그리고 여러 별 세계를 노닐며 방문하여 영원히 맑은 쾌락을 누릴 수 있다.

(『의산문답醫山問答』)

실학자로 유명한 담헌湛軒 홍대용洪大容(1731~1783) 선생께서 남긴 '태식법'에 대한 내용은, 우리 민족 전래의 단학수련법이 선비들 사이에 전해져왔음을 느끼게 합니다. 여기서 말하는 10년간의 태식이란 태아 결성(결태結胎) 이후의 구년공완九年功完(보통 태식은 9년의 배양기간을 요한다고 전함)을 말하는 것으로, 뱃속의 태아가 배양되는 과정이 충분해지면 원신의 거듭남(更生)이 완성되어 『삼일신고』에서 말하는 "하늘나라에 올라, 영원한 쾌락을 누릴 수 있다."(朝永得快樂)라는 것을 말하고 있습니다.

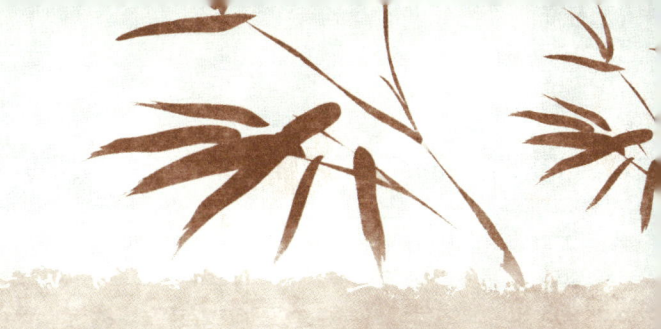

V
도인법

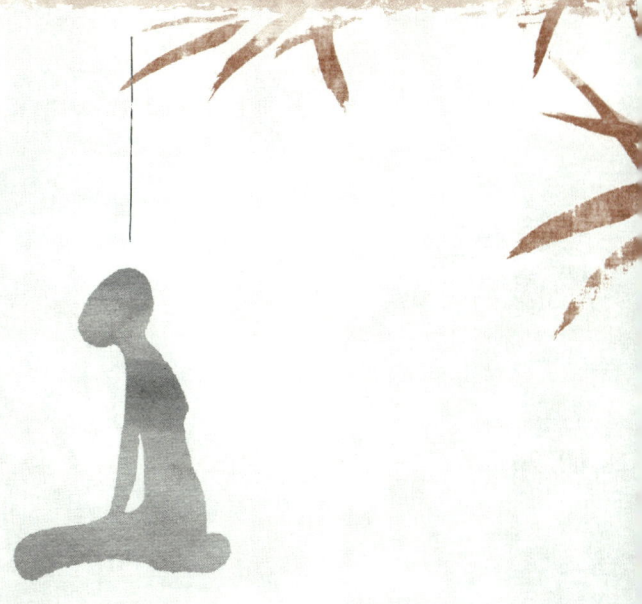

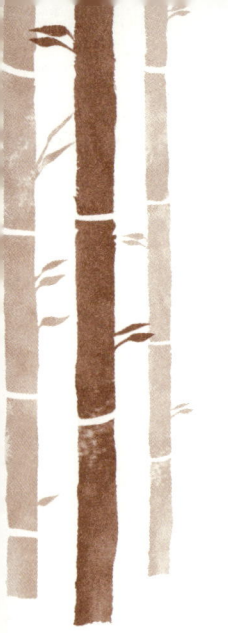

① 손-팔

❶ 손 주무르기: 손목에서 손끝까지 반대쪽 손으로 꼼꼼히 주물러줍니다. (손과 온몸의 혈액순환을 도와주고, 손이 차고 저리는 것을 방지합니다.)

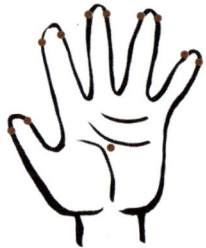

| 손 요혈 누르기 |

❷ **손 요혈 누르기**: 손톱 모서리 부분을 엄지손가락과 집게손가락으로 동시에 압박했다가 잡아당기듯 뗍니다. 또한 손바닥 한가운데 부분을 반대쪽 손 엄지손가락으로 압박하듯 눌러줍니다. (오장육부의 기능을 증진시키는 데에 좋습니다. 급체나 편두통 등이 있을 때 응급처방으로 활용되기도 합니다.)

❸ **손 쥐었다 펴기**: 양손의 주먹을 꽉 쥐었다가 폅니다. 힘을 줄 때는 입은 다물고 코로 숨을 들이쉬며, 힘을 뺄 때는 숨을 내쉽니다.

❹ **손목 돌리기**: 가볍게 주먹을 쥔 상태에서 양팔을 앞으로 뻗어 손목을 좌우로 돌려줍니다.

(상기 두 동작은 손목과 팔의 근육을 단련시키고 온몸의 피로를 회복하는 데에 도움을 줍니다.)

❺ **손깍지 껴서 꽉 쥐기**: 두 손을 모아 깍지 낀 채로 꽉 쥐었다 힘을 **뺍니다**. (악력-손으로 쥐는 힘-을 증진시키고 손에 열과 기운을 모으는 데 도움을 줍니다.)

❻ **손바닥 비비기:** 손바닥에 열이 나도록 두 손을 반복해서 비벼줍니다. (온몸에 기분 나쁘게 존재하여 건강을 해치는 냉기와 한기를 가시게 합니다.)

❼ **팔 비비기:** 팔 바깥쪽과 안쪽을 오르내리며 열이 나도록 반복해서 문질러줍니다. (팔의 한기를 가시게 하며 기운과 혈액순환을 증진시킵니다.)

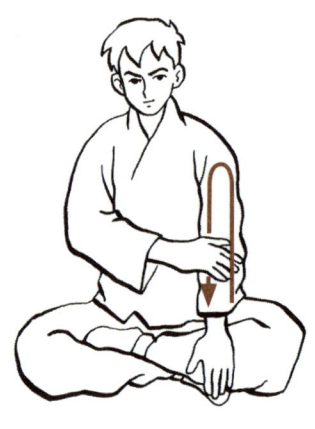

| 팔 비비기 |

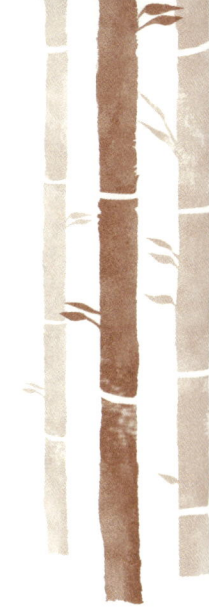

② 머리

❶ **세수하기**: 이마에서 턱까지 손으로 세수하듯이 얼굴을 문질러 줍니다. (얼굴에 화기를 돌게 함으로써 얼굴빛을 맑게 하고, 피부 마사지 효과로서 피부의 노화를 방지하고 윤택하게 합니다.)

❷ **머리 쓰다듬기**: 양손가락으로 이마에서 귀 아랫부분까지 머리를 빗질하듯 쓸어줍니다.

❸ **머리 눌러주기**: 양손가락을 세워 이마에서 귀 아랫부분까지 머리를 지압하듯 눌러줍니다.

(상기 두 동작은 뇌를 마사지하고 주요 부위를 자극함으로써 뇌의 기운 및 혈액순환을 증진시켜, 의식을 맑게 하고 집중력을 향상하며 정신적 스트레스

와 피로를 푸는 데 도움을 줍니다.)

❹ 눈 씻기: 양손으로 눈 안쪽에서 눈꼬리까지 씻어내듯이 문질러줍니다. (시력을 증진시키고 눈의 피로를 푸는 데 도움을 줍니다.)

❺ 귀 씻기: 귀 윗부분에서 귓불까지 엄지손가락과 집게손가락으로 잡아당기며 쓸어줍니다. (혈액순환이 원활하도록 도와줍니다.)

❻ 귓구멍 막았다 떼기: 집게손가락으로 귓구멍을 3초 정도 막았다 떼어줍니다.

❼ 명천고: 손바닥으로 귀를 막고 집게손가락과 가운뎃손가락을 뒷골 부위에 놓은 후 엇갈려 튕기듯 뒷골 부분을 쳐줍

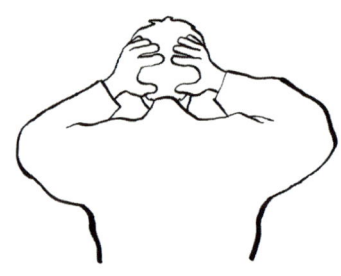

| 명천고 |

니다.

(상기 두 동작은 귀와 귓구멍 속의 건강을 유지하고 청력을 증진시키며, 뇌를 자극하여 정신적 스트레스와 피로를 푸는 데에 도움을 줍니다.)

❽ 안구 눌렀다 떼기: 열이 날 때까지 손바닥을 비벼 눈에 댔다가 열이 식으면 떼어줍니다.

❾ 안구 운동하기: 눈을 감은 상태에서 안구를 상하좌우로 움직이고, 시계방향과 시계 반대 방향으로 안구를 굴려줍니다. 마지막으로 눈에 힘을 주어 깜박입니다.

❿ 안구 주위 혈 누르기: 눈 안쪽, 눈썹 안쪽, 눈썹 바깥쪽, 눈꼬리 쪽, 눈 아래를 집게손가락으로 3초 정도 지긋이 눌러줍니다.

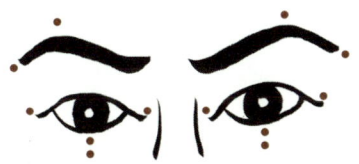

| 안구 주위 혈 누루기 |

(상기 세 동작은 시력을 증진시키고 눈의 피로를 풀어 의식을 맑게 하는 데

도움을 줍니다.)

⑪ 코 씻기: 양손 집게손가락으로 코를 문지르거나, 두 손을 깍지 낀 채로 코 윗부분에서 아랫부분까지 쓸어내리듯 잡아당깁니다. (비염, 코막힘, 축농증 등 코와 관련된 질환을 예방하거나 개선하는 데에 도움을 줍니다.)

⑫ 인중 씻기: 양손 끝을 가지런히 하여 코 아래 인중 부위를 위에서 아래로 씻거나 집게손가락으로 문질러줍니다.
(기운의 소통과 운행을 원활하게 합니다.)

⑬ 잇몸 두드리기: 입술을 다문 채로 입술 주변의 잇몸을 양손 끝으로 두드려줍니다.

⑭ 고치: 윗니와 아랫니를 서로 맞부딪칩니다.
(상기 두 동작은 치아와 잇몸을 튼튼하게 하고, 뇌를 자극시켜 정신활동을 왕성하게 하는 데 도움을 줍니다.)

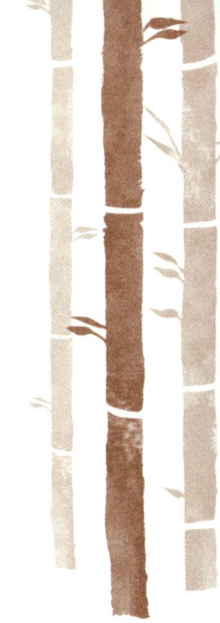

③
목–어깨

❶ **목 씻기**: 양손을 비벼 충분히 열이 나게 한 후에 손을 번갈아가며 목을 문질러줍니다.

❷ **목 돌리기**: 양어깨를 올린 상태에서 시계방향과 반대방향으로 목을 돌려줍니다.

(상기 두 동작은 몸과 머리를 연결하는 경혈을 자극하고 풀어줌으로써, 목 근육의 긴장을 풀어주고 몸의 피로를 회복하는 데 도움을 줍니다.)

❸ **목 뒤로 젖히기**: 손을 깍지 껴서 목뒤에 댄 후 고개를 뒤로 젖힙니다. 팔꿈치는 앞으로 뻗었다가 고개를 젖히면서 옆으로 펴줍니다. (척추신경을 자극하고

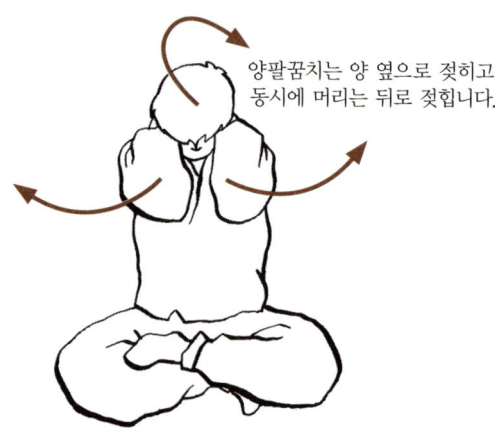

| 목 뒤로 젖히기 |

어깨 근육을 풀어주어 허리와 어깨의 피로를 회복하는 데 도움을 줍니다.)

❹ **어깨 두드리기**: 손을 오므려 반대편 어깨를 두드립니다. (어깨의 뭉친 근육을 풀어줌으로써 스트레스를 해소하는 데 도움을 줍니다.)

❺ **손목 꺾기**: 손등을 아래로 하고 한쪽 팔을 쭉 편 상태에서 다른 쪽 손으로 손바닥을 잡고 아래로 젖혀 16초 정도 버팁니다. (팔의 근육을 풀어줌으로써 피로를 풀어주고 기운과 혈액순환을 도와줍니다.)

❻ **어깨 풀기**: 양손바닥을 맞대고 팔을 앞으로 쭉 뻗은 후 손바닥

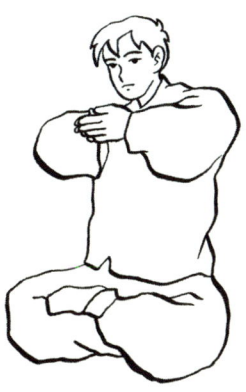

| 어깨 풀기 |

을 서로 떼지 않은 상태에서 최대한 가슴으로 당깁니다. 이때 팔꿈치는 수평을 유지합니다. (팔과 어깨의 뭉친 근육을 풀어주어 오십견을 예방하는 데 도움을 줍니다.)

❼ 활쏘기: 활을 쏘는 것과 같이 한쪽 팔을 쭉 펴고, 다른 쪽 팔은 활시위를 잡아당기듯 당깁니다. 힘을 줄 때는 입은 다물고 코로 숨을 들이쉬며, 힘을 뺄 때는 숨을 내쉽니다. (팔과 어깨의 힘을 기르고, 어깨와 가슴근육을 키우며, 폐 기능을 강화하는 데 도움을 줍니다.)

❽ 칼베기: 양손을 기도하듯이 맞댄 후 오른쪽 어깨 위에서 칼을 베듯이 대각선 아래로 힘을 주어 내리긋습니다. 힘을

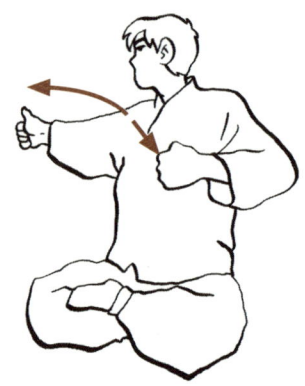

| 활 쏘기 |

줄 때는 입은 다물고 코로 숨을 들이쉬며, 힘을 뺄 때는 숨을 내쉽니다. (기운의 운행을 활성화하고 어깨의 뭉친 근육을 풀어주며, 팔의 힘을 기르는데 도움을 줍니다.)

④ 가슴-배-허리

❶ **옆구리 문지르기**: 겨드랑이부터 허리 부분까지 반대편 손으로 문지르기를 반복합니다.

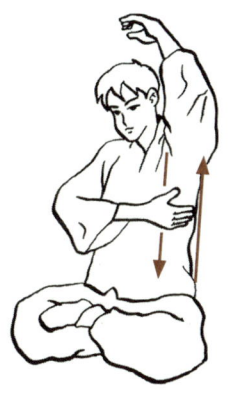

| 옆구리 문지르기 |

❷ 몸통 문지르기: 팔짱을 끼듯 손은 겨드랑이에 두고, 양손을 동시에 몸 안쪽으로 비비며 허리까지 오르내리기를 반복합니다.

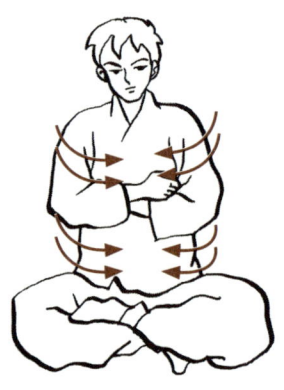

| 몸통 문지르기 |

(상기 두 동작은 온몸의 냉기·한기·오한을 방지하며, 온몸의 긴장을 풀고 오장, 특히 폐와 심장기능을 증진시키는 데 도움을 줍니다.)

❸ 배 문지르기: 왼손을 오른손 위에 살짝 포갠 후 배꼽 위에 대고 시계 반대 방향으로 원을 그리며 복부를 문질러 줍니다. (배를 따뜻이 하여 장 기능을 강화하고, 기운과 혈액순환에 도움을 줍니다.)

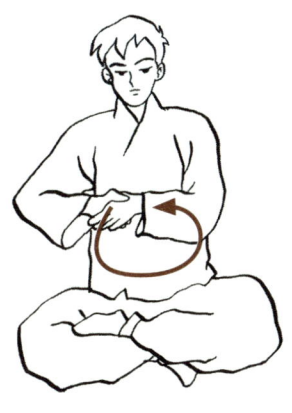

| 배 문지르기 |

❹ 허리 문지르기: 양손을 펴서 허리 중간 부분에 댄 후 위아래로 문질러줍니다.

❺ 꼬리뼈 문지르기: 양 엄지손가락을 펴고 꼬리뼈 끝을 문질러 줍니다.

(상기 두 동작은 척추신경을 자극하여 척추와 허리 및 중추신경계의 기능을 증진시키고, 하복부에 흔히 생기기 쉬운 냉기와 한기를 방지하며, 특히 신장 기능을 강화하는 데 도움을 줍니다.)

5

다리-발

❶ **대퇴부(허벅지) 문지르기**: 양손을 활짝 펴서 대퇴부에 대고 무릎 위까지 문질러줍니다. (다리의 기운과 혈액순환을 원활하게 합니다.)

❷ **무릎 문지르기**: 양 무릎을 손바닥으로 원을 그리듯이 문지릅니다. (무릎을 보호하고 관절염을 예방하는 데 도움을 줍니다.)

❸ **다리 두드리기**: 양손을 가볍게 주먹 쥐고 허벅지에서 발목까지 안팎으로 두드려줍니다. (다리의 기운과 혈액순환을 원활하게 하며, 다리가 붓는 것을 방지하는 데 도움을 줍니다.)

❹ 발목 비비기: 한 쪽 발을 반대편 무릎 위에 놓고 양손을 비벼 열을 낸 후 발목을 문질러줍니다.

❺ 발목 돌리기: 한 쪽 발을 반대편 무릎 위에 놓고 손으로 발을 잡은 채로 발목을 돌려줍니다.

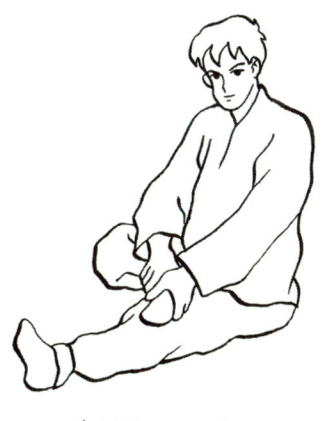

| 발목 돌리기 |

(상기 두 동작은 흔히 다치기 쉬운 발목을 보호하고 발목에 쌓인 피로와 근육긴장을 풀어줍니다.)

❻ 용천혈 누르기: 엄지손가락으로 발바닥의 용천혈을 누릅니다.

❼ 발바닥 두드리기: 주먹을 쥐고 발바닥 전체를 두드립니다.

(상기 두 동작은 인체의 축소판인 발의 긴장과 피로를 풀어줌으로써 온몸의

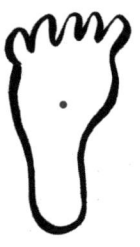

| 용천혈 누르기 |

피로를 풀어주고, 전신 자극의 효과로서 온몸의 기운과 혈액순환을 원활하게 합니다.)

 유튜브(YouTube): 종무도 운기십수

 유튜브(YouTube): 종무도 용력법

 유튜브(YouTube): 홍익학당 도인법

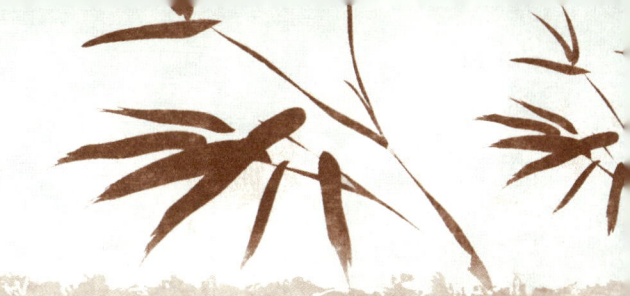

VI
단학경전

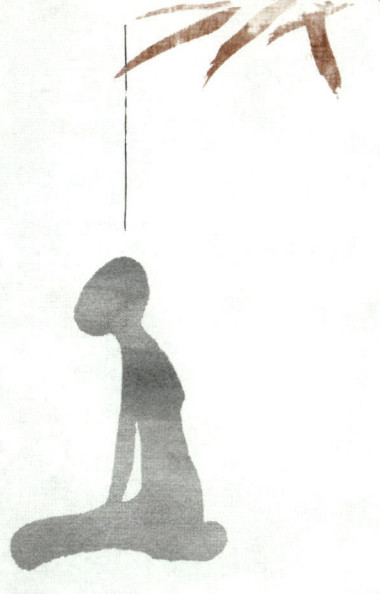

1
천부경 天符經

『천부경』은 예전 우리 백두산족의 시조이신 대황조님께서 전해주신 혼원일기(無)와 천지인天地人에 대한 가르침이 담긴 우리 민족의 경전입니다. 처음에는 원방각(○□△, 이는 우리 한글의 창제 원리에도 이용됨) 등의 그림이나 상징으로 전해오다가, 후에 고대 문자로 정착되었다고 합니다. 그러던 것이 고운孤雲 최치원崔致遠(857~?) 선생께서 이를 지금 우리가 보는 한자로 번역하셨다고 합니다.

천부경天符經 원문풀이

'하나'가 시작되기를 '없음'에서 했고, 시작된 '하나'가 '셋'으로 나누어지나, '없음'이 모든 것의 근본이 된다.

一始無 始一 析三極 無盡本
일시무 시일 석삼극 무진본

하늘의 '하나'는 '하나'이며, 땅의 '하나'는 '둘'이고, 사람의 '하나'는 '셋'이다.

天一一 地一二 人一三
천일일 지일이 인일삼

'하나'가 쌓여서 '열'이 되는데, 이것은 전부 '없음'을 부풀려 그릇으로 만든 것이다.

一積十 鉅無櫃化
일적십 거무궤화

'세 하늘'은 '둘'이며, '세 땅'도 '둘'이며, '세 사람'도 '둘'이다.

三天二 三地二 三人二
삼천이 삼지이 삼인이

'세 큰 것'이 '셋'으로 합하면 '여섯'이 된다. 여기서 '일곱'과 '여덟'과 '아홉'이 생겨난다.

三大三合六 生七八九
삼대삼합육 생칠팔구

'셋'이 움직이면, '넷'이 이루어지고 고리가 되어 '다섯'이 된다. '일곱'은 '하나'가 묘하게 불어난 것이다.

運三 四成環五 七一妙衍
운삼 사성환오 칠일묘연

수없이 오고 감에 '작용'은 변하나 그 '본체'는 움직이지 않으니, 본래의 마음은 본래 '태양'처럼 광명하다.

萬往萬來 用變不動本 本心本太陽昂明
만왕만래 용변부동본 본심본태양앙명

'사람' 가운데서 '하늘'과 '땅'이 '하나'가 된다.

人中天地一
인중천지일

'하나'가 끝나고, '없음'이 끝나기를 모두 '하나'에서 한다.

一終 無終一
일종 무종일

한글 천부경天符經

1. 천지만물의 씨알이 되는 '하나'⊙(태극)는 '텅 빔'○(무극)에서 시작되었다. 그렇다고 '하나'와 '텅 빔'이 본래 둘인 것은 아니다. 본래 한 자리이나, 그 역할에 따라 두 가지로 불리게 된 것이다. '만물의 뿌리가 되는 측면에서 보면 '텅 빔'은 '하나'라고 불리며, 만물을 낳되 만물에 물들지 않는 '하나'의 측면은 '텅 빔'이라고 불린다.

∴ '텅 빔'에서 '하나'가 나왔다는 것은, 텅 빔의 허공이 없이는 만물의 뿌리인 태극의 '하나'가 작용할 수 없다는 것을 말한다. '존재 자체'가 없이는 '존재의 작용'이 있을 수 없는 것이다. 태극과 황극이 작용하고 불어나도 무극은 조금도 손상 받지 않는다. 무극은 존재, 생명 그 자체이다. 태극과 황극은 존재의 작용, 생명의 나타냄일 뿐이다. 본래 둘이 아니다.

무극이 '존재의 바다'라면 태극은 '바다의 미묘한 움직임'이며 황극은 '바다의 파도'이다. 바다와 움직임과 파도는 본래 하나이지 둘이 아니다.

스스로 완벽한 존재인 '텅 빔'과 그것의 움직임인 '하나'는 본래 하나이다. 모든 것은 스스로 완벽한 존재인 이 '텅 빔' 안에 존재하며, '텅 빔'은 모든 만물의 존재 근거가 된다. '텅 빔'은 언제나 '하나'(한 생명)로 작용하여 '만물'을 창조해낸다.

'창조'는 '텅 빔'의 본성이라 창조가 멈추는 법은 없다. 오직 낳고 또 낳는 것이 하느님의 본성이다. '텅 빔'(시공을 초월한 있음 그 자체, 0→1의 뿌리, 1의 텅 빈 모습)은 '한 생명'(텅 빔의 신령한 작용, 1→현상계의 뿌리, 0의 작용하는 모습)이며, 이 '한 생명'은 우주에 존재하는 모든 생명들(시공간 안에 있음)의 공통된 뿌리(태극)가 된다. 시간과 공간 안에 표현된 모든 생명은 이 한 생명의 다양한 변주에 불과하다.

이 우주는 그야말로 '생명의 향연'일 뿐이다. 일체의 개체들이 생겨나고 사라지나 '한 생명'은 영원히 소멸하지 않으니, 그것이 바로 생명 그 자체이기 때문이다. 생명은 생명인 한에 있어서 소멸하는 법이 없다. 한 개체의 탄생과 죽음은 존재할지라도 생명 그 자체는 소멸하는 법이 없으며, 한 생명이 소멸하지 않는 한 시공간은 늘 다양한 생명들로 약동할 것이다. 그래서 '텅 빔' 즉 '한 생명'은 늘 '하나'인 '생명'의 적극적 표현으로 귀결되는 것이다. 이러한 표현 안에서 개체적 생명의 탄생과 소멸이 자리하는 것이다.

결국 탄생과 소멸도 '생의 표현'일 뿐이다. 시공을 초월한 자리에 존재하는 근본 생명은 사라지는 법이 없다. 이 '텅 빔'은 생명 그 자체, '있음' 그 자체이며, '하나'는 '내가 있음' 즉 시공간의 뿌리이자 생명 현상의 뿌리이다. 그리고 이 '하나'가 자라서 '다섯'과 '일곱'이 되면 '황극'이 이루어져 '나는 생각함, 나는 감정을 지님, 나는 오감을 지님'의 시공간 내의 생명 현상이 이루어지는 것이다.

'있음'은 언제나 '내가 있음'으로 집중되며, '내가 있음'은 언제나 '생각·감정·오감'을 표현하게 된다. 이것이 0에서 1이 나오고, 1은 7로 불어난다는 것이다. 하지만 생각·감정·오감은 모두 '내가 있음'에 근거하며, 일체 수가 1에 근거하듯이, '내가 있음'은 오직 '있음'에 근거한다. 1은 0에서 나온다. 그래서 '텅 빔'은 모든 것의 근본인 것이다.

2. '텅 빔'에서 시작한 '하나'는 동등한 자격을 지닌 '셋'으로 쪼개진다. 먼저 '하나'는 '둘'로 분열되며 '셋'으로 다시 통합된다. 홀수는 양의 수이니 '통합'과 '발산'을 나타내며, 짝수는 음의 수이니 '분열'과 '수렴'을 나타낸다.

3. 그런데 이 동등한 하나들인 '셋'은 '하나'가 본래 그러했듯이 모두 '텅 빔'을 근본으로 삼는다.

4. '하늘'○의 씨알이 되는 '하나'가 첫째이고, '땅'□의 씨알이 되는 '하나'는 둘째이고, '사람'△(만물의 대표)의 씨알이 되는 '하나'는 셋째가 된다. 이것이 동등한 자격을 지닌 '셋' 사이에 존재하는 위상이다.

5. '하나'가 쌓여서 '열'이 된다. 이 '열'은 모든 존재의 완성이자 종식이 되니, 일체 만물의 '영원한 목표'가 된다. 모든 존재는 탄생부터 그 완성을 지향하여 나아가는 것이 공통된 원리이다.

 '하나'는 자연히 존재의 완성인 '열'을 향해 나아가는 것을 자신의 목적으로 삼는다. 그러나 현실에서는 존재할 수 없는, 모든 존재의 완벽한 완성의 실현은 일체 만물의 종식과 통하게 되니 '텅 빔'으로 돌아가게 된다. 그래서 '열'은 곧 '텅 빔'인 것이다.

6. 모든 존재의 뿌리인 '하나'가 그러하듯이, 모든 존재의 완성인 '열'에 이르는 존재들 또한 결국 '텅 빔'을 다듬어 만든 것이다.

7. 태초의 '하나'가 '셋'으로 나뉘었듯이, '하늘'의 '하나'도 동일한 원리로 '양○·음□·중△'의 '셋'으로 나누어진다. '하늘'과 '땅'의 가운데에 '사람'이 존재하듯이 말이다. '땅'의 '하나'와 '사람'의 '하나'도 동일한 원리에 따라 '셋'으로 나누어진다.

　이 셋이 셋으로 모이면 '아홉'이 되는데, 이는 발산의 수인 양수 '셋'의 합이니, 하늘·땅·사람의 모든 변화를 총괄한다. 반대로 그러한 변화의 토대가 되는 모든 변화가 잠재되어 있는 유형의 씨알은, 수렴의 수인 음수 '둘'을 취한다. 하늘의 '셋' 중 '둘'을 취하고, 땅의 '셋' 중 '둘'을 취하고, 사람의 '셋' 중 '둘'을 취하여, 하늘·땅·사람의 알짬을 함축한 유형 만물의 씨알이 이루어진다.

8. 위대한 '셋'인 하늘과 땅과 사람의 알짬이 되는 '둘'을 셋으로 합하면 '여섯'이 된다. 이 '여섯'은 장차 그 잠재력을 최대한 나타내어 '아홉'에 이르도록 성장할 씨알이다. '여섯'은 상하·전후·좌우의 입체물이니, 하늘과 땅과 사람의 정수인 양극의 '둘'이 모여 유형의 씨알을 이룬 것이다. '하나'가 무형·유형 모든 천지만물의 씨알이듯이, '여섯'은 유형의 존재의 씨알이 되니, 계절로

는 '겨울'에 해당한다. 여섯은 형이하학적인 하나 · 둘 · 셋 · 넷 · 다섯을 그 안에 품고 있다.

하나에서 열까지의 수를 둘로 나누어 보면, '하나 · 둘 · 셋 · 넷 · 다섯'은 선천의 수인 '낳는 수'(생수)이며, '여섯 · 일곱 · 여덟 · 아홉 · 열'은 후천의 수인 '결실의 수'(성수)이다. 무형의 수인 생수가 '중앙의 흙'을 의미하는 '다섯'을 만나면 형체를 갖추게 되어 성수가 된다. 그래서 성수는 생수보다 다섯이 많다. 여기서 '열'은 후천적인 열을 말하니, 우주의 완성수인 열이 아니다.

'여섯'에서 '일곱'과 '여덟', '아홉'(완성이자 종식의 수인 '열'을 제외. 열은 현실의 영원한 목표로서 의미를 지님. 10은 1의 모든 변화 작용의 궁극적인 본체이자 목표로서의 0을 말함)이 나오는 과정은 성수의 완성 과정이니, 유형의 후천적 변화이다. 유형의 만물은 모두가 여섯에서 아홉에 이르는 탄생 · 자람 · 수렴 · 저장의 과정을 수없이 거치며 변화한다.

선천적으로 보면 '하나'에서 '열'이 모두 '선천적 원상'이며, 후천적으로 보면 '하나'에서 '열'이 모두 '후천적 형상'이다. 그러나 이

둘을 하나로 종합해서 말하면, '하나'에서 '다섯'은 선천적 원상을 대표하며, '여섯'에서 '아홉'은 후천적 형상을 대표하며, '열'은 '하나'의 모든 변화 작용의 궁극의 목표가 되는 '텅 빔'을 의미한다.

9. 큰 음의 수인 '여섯'은 작은 양의 수인 '일곱'으로 나아가게 되는데, '일곱'은 계절 중 '봄'에 해당한다. 또한 '일곱'은 같은 양의 수 중 가장 큰 수인 '아홉'으로 나아가게 되는데, '아홉'은 계절로 보면 꽃이 피고 잎사귀가 무성해지는 '여름'에 해당한다.

또한 '아홉'은 작은 음의 수인 '여덟'으로 수렴되니, '여덟'은 열매를 맺는 계절인 '가을'에 해당한다. '여덟'은 다시 큰 음의 수인 '여섯'으로 수렴되니, 가을은 겨울로 이어지게 된다. 이렇게 한 생명의 순환을 끝낸 씨알은 내년의 봄을 기약하게 된다. 이렇게 만물의 탄생과 자람, 수렴과 저장이 쉼 없이 오고 가면서, 우주는 그 생명을 이어간다. 양의 수는 더 큰 양의 수로 발산하며, 음의 수는 더 큰 음의 수로 수렴되는 것, 양은 발산하고 음은 수렴하는 것이 생명 순환의 원리이다.

이러한 발산과 수렴의 과정과는 별도로 음양의 통합과 분열만으로 고찰해보면, 전후·좌우·상하·중심을 두루 갖춘 '여섯'은 음의 수이니, 전후·좌우·상하·중심(정신)을 두루 갖춘 '일곱'으로 나아가며, '일곱'은 양의 수이니 다시 동서남북 팔방인 '여덟'으로 나누어지며 그 작용을 넓혀 나아가게 된다. 그리고 '여덟'은 음의 수이니 다시 '아홉'으로 통합되며 팔방을 주재하게 된다. 이렇게 '아홉'은 모든 변화의 극치를 이루게 된다.

10. 이러한 후천·유형 만물의 수없는 오고 감은 '하늘·땅·사람'의 '셋'이 '넷'과 '다섯'으로 변화하는 선천·무형의 원리에 의해서 예정되고 인도된다. 셋에서 넷, 다섯으로 분화하는 과정은 생수의 완성 과정이니, 무형의 선천적 수의 분화이다.

유형의 만물은 모두 이와 같이 하나에서 셋에 이르고 셋에서 다섯에 이르는 원리를 그 안에 선천적으로 갖추고 있다. '셋'은 양의 수이니 '넷'으로 분열되며, '넷'은 음의 수이니 '다섯'⊕(사방을 주재하는 정신)으로 다시 통합된다.

'하늘'의 맑고 가벼운 기운과 '땅'의 탁하고 무거운 기운, '사람'

의 중간적인 기운, 이 '셋'이 함께 움직이면서 자연히 '넷'이 이루어지게 되는데, '사람'에 해당하는 중간적인 기운이 둘로 나누어진다. 이 중 '하늘'에 가까운 기운은 뜨겁고 상승하는 '불'이 되며, '땅'에 가까운 기운은 차갑고 하강하는 '물'이 되니, 하늘과 땅 그리고 물과 불의 네 가지 형상이 갖추어진다. 이것이 만물의 원형이 되는 '4상'이다.

11. 이 네 가지 형상은 가운데 중심축이 있어야 자유자재로 움직이게 되니, 중심에 주재자가 생기면서 움직여 '다섯'이 된다. 이 '다섯'은 하늘에서 '봄·여름·늦여름·가을·겨울'이 되며, 땅에서는 '쇠·나무·물·불·흙'이 되며, 사람에서 '사랑·정의·예절·지혜·성실'이 된다. 이상으로 유형의 만물을 굴리는 무형의 '원상' 즉 '순수한 형상'들은 충분히 갖추어진 셈이다.

12. '다섯'이 '상하'를 갖추어 전후·좌우·중심을 이룬 '일곱'은, 하늘·땅·사람의 '다섯'이 '하나'로 모여 이룬 입체물이다. 이는 또한 하늘·땅·사람의 '셋'이 모여 이루어진 입체물도 되니, 각각의 '둘'이 모여 이루어진 입체물인 '여섯'과는 달리, 중심점(사방을 주재하는 정신)을 갖추고 작용하는 입체물인 '일곱'이 된다.

사물은 '일곱'이 되어야 온전한 작용을 할 수가 있다. 비로소 만 가지 재주를 부릴 수 있는 것이다.

그러니 무형의 한 점인 '하나'⊙에서 출발한 존재는 '일곱'이 되어야 현상계에서 온전히 작용하는 전후·좌우·상하·중심을 두루 갖춘 유형의 물건이 된다. 이렇게 볼 때 '일곱'은 '하나'가 묘하게 불어난 것이다. 이것이 사물이 씨알에서 불어나 입체물이 되어 상하·동서남북으로 작용하는 원리이다.

13. 유형의 만물은 무형의 원리들에 의해 인도되며, '여섯'에서 '아홉'에 이르는 '발산'과 '아홉'에서 '여섯'에 이르는 '수렴'의 음양의 변화를 반복하며 끝이 없이 생명을 펼쳐낸다. '열'이라는 존재의 완성을 목표로 하면서 쉼 없이 변화를 거듭해나가는 것이다. 이것이 우주의 실상이다. 우주 안의 모든 개체들도 그러하고 우주 자체도 그러하다.

14. 이렇게 수없이 오고 가는 중에, 그 작용은 '탄생'으로, '자람'으로, '수렴'으로, '저장'으로 끊임없이 변화하나, 그러한 변화의 바탕이 되는 '텅 빈 하나'는 움직이는 법이 없다. 오직 불변하

는 자만이 만변하는 만물을 굴릴 수 있는 법이다. 시공을 초월하여 오직 '지금 이 순간'만을 살아가는 이 '하나'야말로, 항상 그대로인 우리의 본래 자리이자, 우주 만물의 뿌리가 되는 자리이다.

: 만변하는 '음양'의 뿌리는 불변하는 '하나'(태극)이며, 하나의 뿌리는 불변하는 '텅 빔'(무극)이다. 고로 만변하는 '음양'은 불변하는 '하나'와 '텅 빔'에 그 뿌리를 두고 있다. 본심이 되는 '텅 빈 하나'는 무극·태극·황극이라는 3극의 원리를 모두 갖춘 하나이다.

15. 생각·감정·오감은 끊임없이 변화하나, 그러한 변화의 바탕이 되는 '본심'은 움직이는 법이 없다. 인간에 내재한 '텅 빈 하나'인 '본심'은 본래 '태양'의 광명함에 뿌리를 두고 있다. '태양'은 신의 모습을 상징한다. 신은 알⊙이니, 태양은 알의 중심이 되며, 태양의 빛이 미치는 범위는 알의 주변이 된다.

태양은 만물을 꿰뚫어 보는 광명한 '지혜'와, 만물을 살리는 '자비', 만물을 살아 움직이게 하는 '능력'을 두루 갖추고 있다. 이처럼 지혜롭고, 자비롭고, 강력한 능력을 지닌 태양과 같은 하느님이 우리 인간의 참 마음의 뿌리이다. 그러므로 우리 인간의 본래 마음 또한 지혜롭고, 자비롭고, 강력한 능력을 지니고 있다.

인간은 부동하는 '광명한 본심'에 뿌리를 두되, 만변하는 음양의 현상계에 '생각·감정·오감'으로 작용을 나타내니, 그 진화와 성장에는 다함이 없다. 한없이 궁극의 완성을 향해 나아갈 뿐이다.

16. 우리가 머릿골에 내려와 계신 '하느님'인 이 '본심'을 온전히 되찾고, 이 본심의 공덕을 생각·감정·오감 차원에서 온전히 구현하게 되면, 사람의 광명한 '하나' 안에서 하늘과 땅은 '하나'로 합해지게 된다. 이는 억지가 아니요, 본래 '하나'였기에 가능한 것이다.

우리의 '본심'은 본래 '하늘'에 속하는 것이니, 본심이 회복될수록 우리 내부의 '하늘'은 점점 밝아지며, 우리의 '생각·감정·오감'은 본래 '땅'에 속하는 것이니, 공덕이 원만해질수록 우리 내부의 '땅'도 점점 밝아진다.

인간은 본래 하늘과 땅의 중심이 되니, 본성에 통하고 공덕을 원만하게 닦을수록, 인간 안에서 하늘과 땅이 하나가 되어 조화를 이루며 작용하게 된다. 이렇게 이루어진 '하나'는 사실 '일곱'으로 묘하게 불어난 하나이며, 천지인이 각각 '셋'으로 극치에 이른 '아홉'으로 모든 변화의 극치를 이루는 하나이다.

하늘과 땅을 인간 안에서 하나로 합하여 '온전한 하나'를 이루게 되면, 불변하는 '하늘'과 하나로 합하게 되어, 영원히 변치 않는 '본심'을 온전히 되찾게 되며, 만변하는 '땅'과 하나로 합하여 변화하는 시공간 안에서 생각·감정·오감으로 '지혜·덕·능력'을 '때'와 '장소'와 '관계'에 맞게 부리게 된다.

하늘·땅과 하나 된 사람은, 자신을 닦고 남을 돕기 위해 만 번 오고 만 번 가면서도, 늘 오고 감이 없는 그 자리를 놓치는 법이 없다. 그리하여 언제 어디서나 자신이 서있는 바로 그 자리에서, 하늘·땅·사람·만물과 조화를 이루는, 가장 균형 잡힌 '최고의 선'을 실현하니, 이것이 하늘과 땅에 참으로 합하는 '인간의 길'이다. 우리가 이러한 인간의 길을 걸을 때, 시공을 초월하여 계시는 하느님의 진정한 화신인, '지금·여기·이렇게'의 하느님이 되는 것이다.

17. 하늘·땅·사람이 조화를 이루어 묘하게 불어난 '하나'(일곱)는 결국 본질상에서 '텅 빔'일 뿐이며, '텅 빔'은 다시 이 묘하게 불어난 '하나'로 자신을 표현해낸다. 따라서 만물의 근본인 '하나'와 '텅 빔'도 모두 이 묘하게 불어난 '하나'인 '일곱'에서 온전해지게 되는 것이다.

결국 '아홉'으로 대표되는 현상계의 모든 변화는 본래 '하나'이며, '하나'는 본래 '텅 빔'이다. 그러니 '열'을 궁극의 이상으로 삼고 '아홉'으로 무한하게 변화하는 현상계 또한, '하나'와 '텅 빔'처럼 영원한 것이다. '텅 빔'과 '하나'는 '아홉'의 변화를 낳고, '아홉'의 변화는 '텅 빔'과 '하나'의 무한한 변화와 다양성을 매 순간 현상계에 실현한다.

따라서 참된 '인간의 길'은 지금 서 있는 바로 그 자리에서, '텅 빔'과 '하나'와 그 표현이 되는 '일곱'을 조화롭게 다스려, '매 순간' 성장해가는 중에 이루어진다.

: 우리는 한 편으로는 '텅 빈 하나'를 지키며 한 편으로는 '생각·감정·오감'으로 자신을 끊임없이 시공간 안에 표현하는 하느님과 같은 존재가 되어야 한다. 7이 되어야 1은 온전해진다. 우리가 수련을 하는 목적은 '무극·태극의 자각'과 '황극의 성취'에 있다. 생각·감정·오감을 씀은 1이 부풀려진 7의 모습이며, 1의 완성이다. 그러니 1도 끝나기를 이 온전해진 1인 7에서 하는 것이며, 0도 끝나기를 온전해진 1인 7에서 하는 것이다.

'성통공완', '도덕합일', '중용'을 이루어야 하니, 자신 안에 천지를 품어 하나로 합일시켜 큰 덕·큰 지혜·큰 능력을 지닌 생각·감정·오감의 성취를 이룬 이라야 진정한 하느님의 분신이라 할 수 있을 것이다. 0은 '있음'이요, 1은 '내가 있음'으로 모든 현상계의 '다양한 있음'의 직접적인 뿌리가 된다. 고로 1은 창조자이다. 창조자는 창조를 통해 자신을 표현하는 바, 1은 결코 그 창조 행위를 멈추는 법이 없다. 창조하지 않는 1은 이미 1이 아니다.

1이 존재하는 한 3은 자동으로 생겨나며, 5와 7로 불어나게 된다. 그리고 보다 더 온전해지기 위한 유형 만물의 생장수장(6·7·8·9)은 결코 멈추는 법이 없다. 이것이 지고의 신성한 하느님의 계획이다. 모든 존재의 뿌리이자 모든 존재를 그 안에 품고 있는 '텅 빔'(0)이 천지만물의 창조를 위해 '움직임'(1)에 그 품은 신성한 계획이 1차적으로 시공을 초월한 '무형의 원상'으로 표현되며, 이러한 원상을 바탕으로 최종적으로 시공 내에 유형의 사물로 표현된다(5→7).

0은 '존재하는 것'이 본성이요, 1은 '창조하는 것'이 본성이며, 5는 중심을 잡고 다스려 '경영하는 것'이 본성이다. '중심 잡음'·'균형 잡음'이 상하사방전후의 입체를 이룰 때 온전한 1인 7이 나오며, 그 균형이 정밀해질 때 9가 이루어진다. 각각의 본성이 제대로 작동될 때 우주는 그 기능을 온전히 표현할 수 있다. 인간이 천지의 변화에 발맞추어 '황극'을 잡지 못하면 우주는 그 기능이 어그러지게 된다. 천지는 자리를 잃게 되고, 만물은 제대로 길러지지 못한다. 인간이 본심을 각성하여 천지를 품을 수 있게 되면, 천지는 제자리를 찾고, 만물은 조화롭게 길러지게 된다.

삼일신고 三一神誥

『삼일신고三一神誥』는 셋이면서 하나가 되는 신(하느님)에 대해 풀이한 글로서, '셋이 하나가 되고(三而一) 하나가 셋이 되는(一而三)' 백두산족 철학의 핵심을 담고 있습니다. 『천부경』의 혼원일기(无)와 천지인天地人(○□△)에 대한 가르침을 더욱 쉽게 풀이한 경전이라 할 수 있습니다.

현재 전하는 『삼일신고』는 환웅의 가르침이 단군에 의해 계승되어 오다가, 발해 때 문헌화된 것이라고 전해옵니다. 그 내용을 살펴보면, 『삼일신고』는 천훈天訓·신훈神訓·천궁훈天宮訓·세계훈世界訓·진리훈眞理訓의 총 5장으로 구성되어 있습니다. 앞의 3장이 더욱 핵심적인 가르침이 되며 뒤의 2장은 앞의 3장을 부연한 글들입니다.

앞의 3장에서는 신의 3가지 모습(존재의 하느님·창조의 하느님·주재의 하느님)을 설명하고 있습니다. 제1장에서는 창조 이전의 허공인 '존재의 하느님'을 주로 설명하며, 제2장에서는 큰 넋·큰 지혜·큰 능력으로 만물을 창조하는 '창조의 하느님'을 주로 설명하고, 제3장에서는 하늘의 궁전에 계시면서 성인과 철인들의 도움을 받아 우주를 다스리는 '주재의 하느님'을 주로 설명하고 있습니다. 이 세 가지 모습은 하나이면서 셋이요, 셋이면서 하나입니다.

뒤의 2장은 앞의 내용을 추가적으로 풀이하고 있는데, 제4장은 제2장에서 나오는 '세계世界'를 구체적으로 풀이한 가르침이며, 제5장은 제3장에서 나오는 '성통공완性通功完'의 구체적 원리와 방법론을 제시한 가르침입니다.

제5장에서 소개하는 지감止感·조식調息·금촉禁觸의 삼법三法은, 대황조이신 환웅께서 '홍익인간弘益人間'의 가르침을 펴실 적에 형이상학形而上學인 '도道'와 형이하학形而下學인 '덕德'을 두루 닦으라고 가르쳐주신 핵심 가르침입니다. 백두산족 정신수련법의 진수인 것

이죠.

『삼일신고』의 가르침대로, ① 자신의 나쁜 생각을 그치고(지감止感, 불가의 참선에 해당), ② 호흡을 고르게 하여 선천의 기운을 다시 밝히며(조식調息, 선가仙家의 조식법에 해당), ③ 오감을 절제하여 나쁜 행동을 금한다면(금촉禁觸, 유가의 수신修身에 해당), 인간도人間道의 최종 목표인 '성통공완性通功完'을 이루게 될 것입니다.

이렇게 볼 때, 참된 성품에 통하여(性通), 위대한 덕과 지혜와 능력으로 지상에서 홍익인간의 공덕을 완수하고(功完), 다시 하늘나라로 돌아간(朝天) '환웅'이야말로, 인류에게 하늘나라에 이를 수 있는 참된 '인간의 길'을 몸소 보여 주신 '인류의 위대한 스승'이라고 말할 수 있습니다.

본서는 『삼일신고』가 환웅의 가르침임을 분명히 밝히고 있는 '고경각古經閣 신사기본神事記本'을 바탕으로 내용을 풀이하되, 장章을 나누는 방식과 각 장의 제목은 '발해 석실본'을 따랐습니다.

삼일신고三一神誥 원문 풀이

제1장 하늘에 대한 가르침 「천훈天訓」

환웅께서 이에 이르시길, 아! 그대 무리들아, 저 푸르고 푸른 것이 '하늘'이 아니며, 저 캄캄한 것이 하늘이 아니다. 진정한 하늘(天)은 형체나 질량이 없고, 시작과 끝도 없으며, 위아래와 동서남북의 사방도 없도다. 텅 비고 공허하되(虛空), 존재하지 않은 곳이 없고 포용하지 않은 것이 없다.

主若曰 咨爾衆 蒼蒼非天 玄玄非天 天無形質 無端倪 無上下四方 虛虛空空 無不在 無不容

제2장 하느님에 대한 가르침 「신훈神訓」

'하느님'은 위 없는 맨 첫 자리에 계시면서 큰 덕(大德)과 큰 지혜(大慧), 큰 힘·능력(大力)으로, 하늘을 낳고 무수한 세계를 주재하시며, 하나하나의 만물을 만드시되 티끌만한 것도 빠뜨리지 않으셨다. 밝고 밝으며 신령스러워 감히 그분을 이름 지어 헤아릴 길이 없도다. 소리와 기운으로 간절히 원하고 빌면 친히 그 모습을 드러내신다. 자신의 본성에서 그 씨알을 구하라. 하느님이 너희의 머릿골 속에 이미 내려와 계신다.

神在無上一位 有大德大慧大力 生天 主無數世界 造牲牲物 纖塵無漏 昭昭靈靈 不敢名量 聲氣願禱 絕親見 自性求子 降在爾腦

제3장 하늘 궁전에 대한 가르침 「천궁훈天宮訓」

'하늘'은 '하느님의 나라'이니, 거기에는 하느님이 계시는 '천궁'이 있다. 이곳은 온갖 선善함으로 계단을 삼고 온갖 덕德으로 관문을 삼는다. 한 분이신 하느님께서 계신 그곳은, 뭇 신령들과 철인들이 하느님을 호위하여 모시고 있는 곳이니, 크게 길하고 상서로우며 크게 광명한 곳이다. 오로지 자신의 본성을 통하고 공부·공덕을 완수(性通功完)한 사람만이 이곳에 올라 영원한 쾌락을 누릴 수 있다.

天神國 有天宮 階萬善 門萬德 一神攸居 羣靈諸哲護侍 大吉祥 大光明處 惟性通功完者 朝永得快樂

제4장 세계에 대한 가르침 「세계훈世界訓」

그대는 저 빽빽이 펼쳐져 있는 별들을 보라. 그 수가 다함이 없다. 크고 작고 밝고 어두우며 괴롭고 즐거움이 서로 같지가 않다. 한 분이신 하느님께서 모든 세계를 지으시고, 하느님께서 '태양을 중심으로 한 세계를 맡아 다스리는 사자에게 칙명을 내리시어, 700세계를 맡아 다스리도록 하였다.

그대가 사는 이 지구를 스스로 크다고 여길 것이나, 하나의 구슬과 같은 세계일 뿐이다. 가운데 불이 진동을 일으키고 끓여서, 바다가 육지로 바뀌어서 모양이 갖추어졌다. 하느님께서 기운을 불어 넣어 일체 만물을 그 밑바닥까지 감싸주시고, 태양의 열로 만물을 따뜻하게 해주셨다. 그래서 걸어 다니고, 날아다니고, 몸을 바꾸고, 헤엄치고, 심어지는 만물들이 번식하게 되었다.

爾觀森列 星辰數無盡 大小明暗苦樂不同 一神造羣世界 神勅日世界使者 轄七百世界 爾地自大 一丸世界 中火震盪 海幻陸遷 乃成見象 神呵氣包底 煦日色熱 行翥化遊栽 物繁殖

제5장 진리에 대한 가르침 「진리훈眞理訓」

사람과 만물이 세 가지 참된 것을 함께 받았으니, '성性(참된 성품)·명命(참된 생명)·정精(참된 정력)'이다. 사람은 이것을 온전하게 받았고, 만물은 치우치게 받았다. 참된 성품(眞性)은 선과 악이 없으니 상철

上哲이 이를 통하고, 참된 생명(眞命)은 맑음도 탁함도 없으니 중철中哲이 이를 알고, 참된 정력(眞精)은 두터움도 엷음도 없으니 하철下哲이 이를 보전한다. 참된 것을 돌이키면 하느님과 하나가 될 수 있다.

오직 중생들은 미혹한 경지에 있어서 세 가지 망령된 것이 뿌리를 내리니 '심心(마음)·기氣(기운)·신身(몸)'이라고 한다. 마음은 본성에 의지하여 선악善惡을 이루니 선은 복福이 되고 악은 화禍가 된다. 기운은 생명에 의지하여 청탁淸濁을 이루니 맑은 것은 오래 살고 탁한 것은 요절한다. 몸은 정력에 의지하여 후박厚薄을 이루니 두터우면 존귀하고 엷으면 천박해진다.

참된 것과 망령된 것이 어울려 세 가지 길을 이루니 '감感(느낌)·식息(숨)·촉觸(감촉)'이 그것이다. 이들이 구르고 구르면서 열여덟 가지 경계를 짓는다. 느낌은 '기쁨·두려움·슬픔·분노·탐욕·싫음'(喜懼哀怒貪厭)이며, 숨은 '향냄새·술 냄새·찬 기운·뜨거운 기운·마른 기운·젖은 기운'(芬蘭寒熱震濕)이며, 감촉은 '소리·색깔·냄새·맛·음탕함·닿음'(聲色臭味淫抵)이다.

중생들은 선악善惡·청탁淸濁·후박厚薄이 서로 섞이어 경계를 따라 멋대로 달려서 태어나고 자라고 늙고 병들고 죽는 괴로움에 떨어진다. 그러나 철인哲人은 지감止感(생각·감정을 그침), 조식調息(숨을 고르게 쉼), 금촉禁觸(감촉을 금함)을 행하여 한결같은 뜻으로 변화시키고 수행하면, 망령됨을 돌이켜 참되게 할 수 있으니, 하느님의 기틀이 크게 발동하게 된다. 이것이 바로 본성을 통하고 공적을 완수함(性通功完)이다.

人物同受三眞 曰性命精 人全之物偏之 眞性無善惡 上哲通 眞命無淸濁 中哲知 眞精無厚薄 下哲保 返眞一神 惟衆迷地 三妄着根 曰心氣身 心依性 有善惡 善福惡禍 氣依命 有淸濁 淸壽濁妖 身依精 有厚薄 厚貴薄賤 眞妄對作三途 曰感息觸 轉成十八境 感喜懼哀怒貪厭 息芬蘭寒熱震濕 觸聲色臭味淫抵 衆善惡淸濁厚薄 相雜從境途任走 墮生長消病歿苦 哲止感調息禁觸 一意化行 返妄卽眞 發大神機 性通功完是

한글 삼일신고三一神誥

제1장 하늘에 대한 가르침

환웅께서 이에 이르시길, 아! 그대 무리들아, 그대에게 '하늘'(존재의 하느님, 무극의 나)에 대해 말하겠노라. 내가 말하고자 하는 하늘은 그대의 눈에 보이는 푸르고 푸른 저 하늘이 아니며, 검고 검은 저 하늘이 아니다.

그러한 하늘은 기운이 모여 이루어진 하늘이니, 땅의 상대로서의 하늘일 뿐이다. 내가 말하고자 하는 하늘은 저 푸르고 검은 하늘과 그대가 딛고 서있는 땅을 낳은 근원으로서의 '하늘'이다.

내가 말하는 이 하늘은 조금도 형체가 있지 아니하며, 조금도 정해진 바탕이 없다. 시작도 끝도 없으며, 위·아래와 동서남북의 구분도 없다. 오직 텅 비어 있으면서, 존재하지 않는 곳이 없고, 감싸 안지 않는 것이 없다. 이 자리야말로 '하느님'의 본체가 되는 자리이다.

제1장은 자연의 하늘이 아닌 만물의 뿌리인 '태극'의 바탕 '무극'에 대해

설명한다.

제2장 하느님에 대한 가르침

'하느님'(창조의 하느님, 태극의 나)께서는 더 이상 위가 없는 맨 첫자리에 계신다. 하느님은 위대한 덕과 위대한 지혜, 위대한 능력으로 하늘을 낳고 무수한 세계를 주재하신다(주재의 하느님, 황극의 나).

만물을 하나하나 만드셨는데, 티끌만한 것도 빠뜨리지 않으셨다. 지극히 광명하며 신령하시고, 감히 '이름'을 지어 헤아릴 길이 없으니, 일체의 이름과 언어를 초월하여 계신다.

그러나 이러한 초월적 하느님도 소리와 기운으로 간절히 원하고 빌면 끝내 친히 볼 수 있다. 그대가 하느님을 직접 보고자 한다면, 그대의 모든 분별심을 하느님께 맡기고 쉴 수 있어야 한다. 그대가 그대의 에고를 초월하여 하느님과 하나가 될 때, 그대는 그대가 본래 하느님과 둘이 아니었다는 것을 깨닫게 된다. 오직 동일한 것이라야 서로를 온전히 알 수 있기 때문이다.

하느님께서는 이미 그대의 머릿골에 내려와 계셨다. 천지만물을 주재하시는 하느님께서 그대의 본질로 계시지 않다면, 어떻게 그대가 하느님을 보고 느낄 수 있었겠는가? 그러니 결국 그대는 그대의 본성에서 하느님의 씨알을 구해야 할 것이다. 그대의 본성은 시간과 공간을 초월하여 텅 비어 있되, 존재하지 않는 곳이 없고 감싸 안지 않는 것이 없다. 그대의 텅 빈 본성에는 하느님의 덕과 지혜와 능력이 이미 씨알로 갖추어져 있다. 그러니 그대는 하느님과 같은 덕과 지혜와 능력을 이룰 씨알을, 다름이 아닌 그대의 본성에서 구해야 한다.

하느님의 씨알이 되는 그대의 본성에 안주하여, 그대의 생각·감정·오감을 다스려 하느님과 같은 덕과 지혜와 능력이 펼쳐지는 것을 가로막는 일체의 에고의 때를 벗겨내야 할 것이다. 덕스럽고 지혜롭고 전능한 씨알을 온전하게 배양해야 한다. 그대가 '본성'을 되찾아 안주하고, 에고를 정화하여 하느님의 덕과 지혜와 능력을 온전히 배양할 때, 그대는 하느님의 분신이 되어 우주적 사업에 참여할 자격을 얻게 될 것이다.

제2장은 우주의 창조주인 '태극'과 그 작용인 '우주적 황극'에 대해 설명한다.

제3장 하느님의 궁전에 대한 가르침

우리를 둘러싼 저 '하늘'은 '하느님'(주재의 하느님, 황극의 나)의 나라이니, 저 하늘 꼭대기 북극성에는 '하느님의 궁전'이 있다. 이곳은 온갖 선함을 계단으로 삼아 오르고, 온갖 덕을 관문으로 삼아 통과해야 도달할 수 있는 곳이다.

한 분이신 하느님께서 이곳에 머무시는데, 여러 신령한 분들과 여러 철인들이 하느님을 호위하고 모시고 있는 곳으로, 크게 길하고 상서로우며 크게 광명한 곳이다.

저 하늘에 하느님의 궁전이 있듯, 소우주인 우리의 몸에도 하느님의 궁전이 있으니, 바로 우리의 머릿골이다. 따라서 이 머릿골에 내려와 계신 하느님인 자신의 '본성'에 훤히 통하고, 하느님의 덕과 지혜와 능력을 온전히 갖추어 온갖 '공덕'을 완성한 자만이, 이곳 하느님의 궁전에 올라 하느님을 직접 뵙고 영원한 쾌락을 누릴 수 있다.

제3장은 인간을 주재하는 '인간적 황극'과 '황극에 이르는 길'에 대해 설명한다.

제4장 세계에 대한 가르침

그대들은 저 빽빽이 펼쳐져 있는 별들을 보라. 그 수가 다함이 없다. 크기도 하고 작기도 하며, 밝기도 하고 어둡기도 하고, 괴롭기도 하고 즐겁기도 하여, 각 별들마다 사정이 서로 같지가 않다.

한 분이신 하느님께서 일체의 세계를 지으시고, 태양을 중심으로 하는 세계인 '태양계'를 맡아 다스리는 사자에게 칙명을 내리시어, 온 우주를 가득 채운 온갖 세계를 맡아 다스리도록 하셨다.

그대는 그대가 사는 이 지구를 스스로 크다고 여길 것이다. 그러나 하나의 구슬과 같은 세계일 뿐이다.

지구가 온통 물로 뒤덮여서, 만물의 형상을 표현할 길이 없었는데, 지구의 속 불이 진동을 일으키고 물을 끓여서, 바닷물이 공기 중으로 증발하면서, 육지가 드러나서 만물의 형상이 생겨날 수 있었다.

하느님께서 기운을 불어 넣어주시어, 일체 만물을 그 밑바닥까지 기운으로 감싸주시었다.

하느님을 닮은 태양은 '빛'으로 만물을 밝혀 주고(지혜), '열'로 만물의 겉과 속을 따뜻하게 해주었으며(능력), 만물이 살 수 있도록 하였다(덕). 일체 만물은 태양으로부터 에너지를 얻어서 살아가니, 몸이 따뜻하면 살고 냉해지면 죽게 된다.

그리하여 걸어 다니고, 날아다니고, 몸을 바꾸고, 헤엄치고, 심어지는 온갖 만물들이 번식하여 널리 퍼지게 되었다.

이 장은 제2장의 '세계世界'에 대한 추가적인 설명이다.

제5장 진리에 대한 가르침

'사람'과 '만물'은 하느님으로부터 세 가지 참된 것을 함께 받았으니, '참 성품'(선천적 정신, 상단전)과 '참 생명'(선천적 기운, 중단전)과 '참 알짬'(선천적 알짬, 하단전)이 그것이다. 사람은 이것을 온전하게 받았고, 만물은 치우치게 받았다.

'참 성품'○은 선함도 악함도 없으니, '뛰어난 철인'(본성을 온전히 밝힌 철인)이 이것에 훤히 통한다. '참 생명'△은 맑음도 탁함도 없으니, '중간의 철인'(영원한 생명을 얻은 철인)이 이를 꿰뚫어 안다. '참 알짬'□

은 두터움도 옅음도 없으니, '아래의 철인'(알짬을 보존한 철인)이 이를 잘 보전한다.

현상계에서 이 참된 것을 돌이켜 회복할 수 있다면, 하느님과 하나가 될 수 있다. 위대한 철인은 참 성품에 훤히 통하고, 참 생명을 분명히 알고, 참 알짬을 온전히 보전한다.

현상계를 살아가는 중생들은 미혹한 경지에 있어서, 세 가지 망령된 것이 뿌리를 내리니, '마음'과 '기운'과 '몸'이다.

'마음'ㅇ은 '참 성품'에 의지하되 선함과 악함을 이루니, 선하면 복을 받고 악하면 화를 당하게 된다. '기운'△은 '참 생명'에 의지하여 맑음과 탁함을 이루니, 맑으면 오래 살고 탁하면 요절한다. '몸'ㅁ은 '참 알짬'에 의지하여 두터움과 옅음을 이루니, 두터우면 존귀해지고 옅으면 천박해진다.

참된 것과 망령된 것이 어울려 세 가지 길을 이루니, '느낌'과 '숨'과 '감촉'이 그것이다. 이들이 구르고 구르면서 18가지 경계를 짓는다.

'느낌'은 기쁨과 두려움, 슬픔과 분노, 탐욕과 싫음이며, '숨'은 향냄새와 술 냄새, 찬 기운과 뜨거운 기운, 마른 기운과 젖은 기운이며, '감촉'은 소리와 색깔, 냄새와 맛, 음탕함과 닿음이다.

중생들은 선과 악, 맑음과 탁함, 두터움과 옅음이 서로 섞이어 경계를 따라 멋대로 달려서, 태어나고 자라고 늙고 병들고 죽는 괴로움에 떨어진다.

그러나 철인은 '느낌을 그침'(지감), '고른 호흡'(조식), '감촉을 금함'(금촉)을 행하여, 한결같은 마음으로 변화시키고 수행하면, 망령됨을 돌이켜 참되게 할 수 있다.

'느낌을 그침'을 통해 일체의 '생각·감정'을 다스리고 초월하여, 선과 악을 초월한 인의예지의 참된 본성에 훤히 통하게 되면, 자신의 마음을 지극히 선하게 하며, 현상계에서 인의예지의 선함을 남김없이 구현할 수 있게 되니, 위대한 '덕'을 갖추게 된다.

'고른 호흡'을 통해 일체의 '기운'을 다스리고 초월하여, 맑고 탁함을 초월한 참된 생명의 기운을 알게 되면, 자신의 수명을 천지와 같게 만들 수 있으며, 현상계에서 기운을 자유로이 다스려 음양·오행의 기운의 조화작용을 꿰뚫어 알게 되니, 위대한 '지혜'△를 이루게 된다.

'감촉을 금함'을 통해 일체의 '감각'을 다스리고 초월하면, 두터움과 엷음을 초월한 참된 알짬을 보전하게 되어, 자신의 몸을 존귀하고 윤택하게 하며, 현상계에서 선을 실천하고 악을 제거함에 자유롭게 되니, 위대한 '능력'□을 이루게 된다.

이렇게 닦아 가면 '하느님의 기틀'인 참 성품·참 생명·참 알짬이 크게 발동하여 드러나게 된다. 참 성품과 참 생명, 참 알짬이 두루 갖추어져서, '광명한 성품'(상단전) · '영원한 생명'(중단전) · '충만한 알짬'(하단전)이 갖추어지게 되면, 생각·감정·오감의 차원에서 공덕이 원만해지게 된다.

'생각'의 차원(상단전)에서는 영적 지혜와 현상계의 지혜가 고루 겸비된 원만한 '지혜'○가 이루어지며, '감정'의 차원(중단전)에서 나와 남을 둘로 보지 않는 위대한 '덕'△이 이루어지며, '오감'의 차원(하단전)에서는 온갖 선함과 덕을 자유자재로 현실화하고, 영원불멸의 영육

합일체를 이루어 어디든 자유자재로 그 몸을 나타낼 수 있는 무한한 '능력'ㅁ이 이루어진다.

이와 같이 세 가지 법을 닦아, 자신의 참 성품을 훤히 깨쳐 '본성'에 온전히 통하게 되고, 영원한 생명·충만한 알짬을 갖추고 덕·지혜·능력을 두루 갖추어 '공덕'을 완성하게 되면, 진정한 하느님의 분신이 되어, 하늘과 땅에 참여하여 만물을 두루 낳아 살리는 하느님의 사업에 진정으로 참여하게 될 것이다.

이 장은 제3장의 '성통공완性通功完'에 대한 추가적인 설명이다.

3

용호비결龍虎秘訣

『용호비결』은 조선시대 북창北窓 정렴鄭𥖝(1506~1549) 선생의 저작으로, 『삼일신고』이래 전승되어 온 우리 백두산족 정신수련의 핵심 비결인 호흡법(조식법調息法)을 가장 간명하게 소개한 단학의 바이블입니다. 중국 도가의 번잡하고 구구한 수련법들을 탈피하여, 쉽고 간결한 백두산족 고유의 호흡법에 근거해 ① 폐기閉氣 ② 태식胎息 ③ 주천화후周天火候로 이루어지는 단학의 3단계 체계를 제시하였습니다.

『용호비결』은 우리가 정신수련을 올바르게 완성하고자 한다면, 반드시 꼼꼼히 읽어 보아야 할 경전입니다. 백두산족 선도仙道의 대종장大宗匠이신 봉우鳳宇 권태훈權泰勳(1900~1994) 선생님께서도 이 『용호비결』을 아주 중시하시어, 『봉우수단기鳳宇修丹記』라는 당신의 단학수련서에 포함시키신 바 있습니다. 그리고 호흡법을 제대로 닦으려면 먼저 이 『용호비결』을 자세히 읽어야 한다고 강조하셨습니다.

제1장 단학의 길

1-1. 단학의 길은 간단하고 쉽다

'단학丹學'을 닦는 도道는 지극히 간단하고 쉬운 것이다. 그러나 이제 그에 관한 책이 소나 말에 가득 실어도 모자라고 집 한 채를 다 채울 정도로 많은데다가, 또한 그를 표현한 말이 명확하지 않고 황홀하여 참뜻을 알기가 어렵다. 그러므로 예나 지금이나 배우는 이가 공부할 방법을 알지 못하여, 오래 살기를 도모하다가 도리어 요절하는 사람이 많도다.

修丹之道 至簡至易 而今其爲書 汗牛馬充棟宇 且其言語 太涉恍惚難了 故古今學者 不知下手之方 欲得長生 反致夭折者多矣

1-2. 단전에 기운을 모으는 것이 공부의 시작이다

『참동계參同契』라는 한 권의 책은 실로 단학의 시조라고 할 만한 책이지만, 생각건대 하늘과 땅을 참고하고 괘卦와 효爻로 비유하여 설명하고 있어서, 처음 배우는 사람이 좁은 식견으로 능히 짐작하고 헤아릴 길이 없다.

이제 처음 입문한 자들에게 절실하고 알기 쉬운 것들을 몇 개의 장으로 나누어 기술하고자 한다. 만약 능히 깨달을 수 있다면 한마디 말로도 족할 것이다. 생각건대 공부의 첫 시작은 '단전에 기운을 모으는 것'(閉氣)일 뿐이다.

至於參同契一篇 實丹學之鼻祖 顧亦參天地 比卦爻 有非初學之所能蠡測 今述其切於入門 而易知者若干章 若能了悟則一言足矣 蓋下手之初 閉氣而已

1-3. 밖에서 구하지 말고 자신의 호흡에서 구하라

[이것이 이른바 한마디의 비결이며, 지극히 간단하고 쉬운 '길'이다. 옛사람들은 누구나 이것을 숨겨서 내놓으려 하지 않았고, 알기 쉬운 말로 하려고 하지도 않았다. 그래서 사람들은 처음 공부를 시작하는 방법을 알지 못하였다.

기운을 내쉬고 들이쉬는 중에 '단'(內丹)을 닦아야 함을 알지 못하고, 밖으로 '쇠와 돌'(金石)에서 단(外丹)을 구하였기 때문에, 장생을 얻으려 하다가 도리어 요절하였으니 참으로 안타까운 일이다.]

[此所謂一言之訣 至簡至易之道 古人皆秘此而不出 不欲便言 故人未知下手之方 不知修丹於氣息之中 而外求於金石 欲得長生 反致夭折哀哉]

1-4. 기운을 모으는 자세와 방법

이제 '폐기閉氣'를 하고자 하는 사람은 먼저 마음을 고요히 하고 다리를 포개고 단정히 앉아서 [불경에서 말하는 금강좌金剛坐이다.] 눈꺼풀을 발처럼 드리우고 내려다보되, 눈은 콧등을 대하고, 코는 배꼽을 대하며, [단학 공부의 핵심은 온전히 여기에 있다. 이때 등뼈는 마땅히 수레바퀴 모양으로 둥글게 하여야 한다.] 들이쉬는 숨은 면면히 끊어지지 않게 하고 내쉬는 숨은 미미하게 하여, 항상 '정신'과 '기운'으로 하여금 배꼽 아래 1촌 3푼의 복판(하단전)에 서로 머물게 하여야 한다.

今欲閉氣者 先須靜心 疊足端坐 [佛書所謂金剛坐也] 垂簾下視 眼對鼻白 鼻對臍輪 [工夫精神 全在於此 當是時夾脊如車輪] 入息綿綿 出息微微 常使神氣 相住於臍下一寸三分之中

1-5. 기운을 억지로 가두지 말라

[억지로 기운을 가두어 나가지 못하게 하여, 참기 힘든 지경에 이르러서는 안 된다. 다만 생각을 써서 기운을 아래로 보내되, 대략 소변을 볼 때와 같이 하면 된다. 이른바 "바람을 일으키는 것은 손풍巽風(들이쉬고 내쉬는 호흡)에 힘입는다."라고 하는 것이다.

진실로 마음을 고요히 하고, 머리를 살짝 숙여 아래를 보되, 눈은 콧등을 보고 코는 배꼽 언저리를 대하게 하면, 기운은 아래로 내려갈 수밖에 없다.]

[不須緊閉不出 至於不可忍耐 惟加意下送 略如小便時 所謂吹噓賴巽風 苟能靜心 垂頭下視 眼視鼻白 鼻對臍輪 則氣不得不下]

1-6. 단전까지 이르는 길을 개통하라

['폐기閉氣'의 초기에는 가슴이 답답해지기도 하고, 혹은 뱃속이 찌르는 듯 아프기도 하며, 혹은 우레 소리를 내며 무엇인가 내려가기도 한다. 이러한 것들은 모두 공부가 잘되고 있다는 징조이다. 대개

상부上部의 '풍사'風邪(병을 일으키는 사악한 기운)는 올바른 기운(正氣)의 핍박을 받게 되면 공동처空洞處(단전)로 흘러 들어가게 된다.

기운을 전송하는 길(단전까지의 행로)을 얻은 연후에야, 기운이 저절로 평안해지고 병도 자연히 사라지게 될 것이다. 이것이 공부의 첫 길이니, 또한 "공부의 실제적인 맛을 보았다."(片餉證驗)라고도 한다. 가슴앓이나 배앓이로 늘 고생하는 사람이 더욱 마음을 다하여 수련한다면 그 효과가 매우 신묘할 것이다.]

[當其閉氣之初 便覺胸次煩憑 或有刺痛者 或有雷鳴而下者 皆喜兆也 蓋上部風邪 爲正氣所迫 流入於空洞處 得其傳送之道然後 氣自平安 病自消散 此乃初頭道路 亦可謂片餉證驗 常患胸服者 尤宜盡心 其效最妙

1-7. 현빈의 한 구멍을 얻어라

늘 생각을 여기에 두고 수련하여, 공부가 조금씩 익숙하게 되면, 이른바 '현빈玄牝(단전)의 한 구멍'이라는 것을 얻게 되어, 백 가지 구멍(竅)이 모두 통하게 된다. [원신의 태아는 이 구멍에서 숨을 쉬니,

이 한 구멍을 얻는 것이 바로 선도를 닦는 길이다.]

念念以爲常 至於工夫稍熟 得其所謂玄牝一竅 百竅皆通矣 [胎息於竅中 得此一竅 則修仙之道者也]

1-8. 정신을 배양하는 최고의 비법

이 한 구멍을 얻은 것으로 말미암아 '태식胎息'을 하고, 이로 말미암아 '주천화후周天火候'도 하고, 이로 말미암아 '결태結胎'도 하는 것이니, 이 한 구멍을 얻는 데서 시작하지 않는 것이 없다. 어떤 사람은 방문傍門의 잔재주라고 하여 행하려 들지 않으니 참으로 애석한 일이다.

변화하여 날아오르며 솟구치는 술법은 감히 내가 말할 바가 못 되지만, '정신'을 배양하는 데 있어서는, 천 가지 방문이나 백 가지 약이 있다 하더라도 이에 비할 수는 없는 것이다. 이 공부를 한 달만 행하면 백 가지 질병이 모두 사라질 것이니 어찌 마음을 다하여 행하지 않겠는가?

由是而胎息 由是而行周天火候 由是而結胎 莫不權與於此矣 或者
以爲傍門小術 莫肯行之惜哉 變化飛昇之術 非愚所敢言 至於養神
千方百藥 莫之與比 行之彌月 百疾普消 可不爲之盡心乎

1-9. 사악한 바람을 미리 제압하라

대체로 '사악한 바람'(風邪)이 가져오는 병환은 혈맥血脈 속으로 숨어들어 몰래 몸속을 돌아다니면서, 사람을 죽이는 무서운 흉기가 되는데도 이를 알지 못하다가, 오래되어 경락을 따라 깊이 고황膏肓(심장과 명치 사이)에 들게 된 연후에야 의사를 찾는다. 그러나 이미 약을 써도 때는 늦은 것이다. [의가醫家는 병이 난 후에 병을 다스리지만, 도가道家는 병이 나기 전에 미리 병을 다스린다.]

夫風邪之患 伏藏血脈之中 冥行暗走 不知爲殺身之斧斤久矣 傳經
深入膏肓 然後尋醫 服藥亦已晚矣 [醫家治病於已病之後 道家治病
於未病之前]

1-10. 올바른 기운으로 생명을 온전히 하라

'올바른 기운'(正氣)과 '사악한 기운'(風邪)은 얼음과 숯불 같아서 서로 용납하지 못한다. 그러므로 올바른 기운이 머무르면 사악한 기운은 저절로 달아나서, 온몸의 맥이 자연스럽게 유통되고, 3궁三宮(상·중·하의 3단전三丹田)의 기운이 자연스럽게 오르내리게 될 것이니, 질병이 무슨 까닭에 생기겠는가?

좀 더 정성을 다하여 부지런히 수련을 한다면, 반드시 수명을 연장하고 죽을 기한을 물리치게 되겠지만, 그 찌꺼기만 얻더라도 평안하게 천명을 마칠 수 있으리라. 사랑하면 그 대상이 살기를 바라는 것이니, 내가 항상 이 책을 여러 군자들에게 전해주는 것 또한 서로 사랑하는 길인 것이다. 이 책을 보고 나의 외람됨을 용서해 준다면 매우 다행일 것이다.

正氣與風邪 如氷炭之不相容 正氣留則風邪自走 百脈自然流通 三宮自然升降 疾病何由而作乎 稍加精勤 則必至於延命却期 得其糟粕 亦未有不安怡令終者也 愛之慾其生 愚常以此 爲諸君子贈 亦相愛之道也 觀乎此者 恕其狂僭幸甚

1-11. 인간의 길과 신선의 길

삼가 생각하건대 옛사람이 말하기를, "자연의 흐름에 순응하면 '인간'이 되고, 역방향으로 거슬러 올라가면 '신선'이 된다."라고 하였으니, 하나가 둘을 낳고, 둘이 넷을 낳고, 넷이 여덟을 낳고, 그렇게 육십사에까지 이르게 되어 온갖 일로 나누어지게 되는 것은 '인간의 길'(인도人道)이다. [자연의 흐름에 순응하여 밀고 가는 공부]

그리고 다리를 포개어 단정히 앉아서, 눈꺼풀을 발처럼 드리우며 입은 다물고, 온갖 일들의 어지럽고 번거로움을 모두 거두어 들여, 한 물건도 없는 태극의 경지로 돌아가는 것은 '신선의 길'(선도仙道)이다. [자연의 흐름에 거슬러 밀고 가는 공부]

謹按古人云順則爲人 逆則爲仙 蓋一生兩 兩生四 四生八 以至於六十四 分以爲萬事者人道也 [順推工夫] 疊足端坐 垂簾塞兌 收拾萬事之紛擾 歸於一無之太極者仙道也 [逆推工夫]

1-12. 생각을 버리고 허무로 돌아가라

『참동계』에서 말하는 "생각을 버리고 허무로 돌아가라. 항상 '무념無念'의 상태가 되게 하고, ['무無'(무극)라는 것은 태극의 본체이다.] 스스로 증험하여 (한 계단씩) 차츰 밀고 나아감에, 마음이 딱 하나로 모아져서 종횡으로 흔들리지 않게 하라."라는 것이야말로 선도 수련의 최고 핵심이 된다.

다만 그 뜻을 일찍 세우는 것이 귀하다. 몸의 원기가 쇠약해진 후에는 비록 백배의 공을 더 들인다 해도, 뛰어난 신선의 반열에 들기는 어려울 것이다.

契所謂委志歸虛無 無念以爲常 [無者太極之本體也] 證驗以推移 心專不縱橫 此修仙之第一義也 但立志貴早 鼎氣衰敗之後 雖百倍其功 難與於上仙之列也

제2장 단전에 기운을 모으는 법[폐기閉氣]
2-1. 신선이 되는 비결, 폐기

[혹은 '복기伏氣'(기운을 단전에 숨김) 또는 '누기累氣'(기운을 단전에 쌓음)라고도 한다. 『황정경黃庭經』에 "신선도사라 하여 별다른 신통력이 있는 것이 아니다. 정액과 기운을 쌓아서 참되게 하였을 뿐이다."라고 한 것은 바로 이것을 이른 말이다.]

[或曰伏氣 亦曰累氣 黃庭經曰 神仙道士非有神 積精累氣以爲眞 正謂此者也]

2-2. 정신이 이르는 곳에 기운도 이른다

'폐기閉氣'는 '눈'을 깃발로 삼는다. 그러면 기운의 오르고 내림과 전후좌우를 오감에 있어서, 내 뜻대로 되지 않음이 없을 것이다.

[기운이 올라가게 하려면 위를 보고, 기운이 내려가게 하려면 아래를 보면 된다. 오른쪽 눈을 감고 왼쪽 눈을 뜬 채 위를 보면 좌측의 기가 돌아서 올라가고, 왼쪽 눈을 감고 오른쪽 눈을 뜬 채 위를 보면 우측 기가 돌아서 올라간다. 기운을 아래로 내려가게 할 때는 몸 앞쪽의 '임맥任脈'을 쓰고, 기운을 위로 올라가게 할 때는 몸의 뒤쪽에 있는 '독맥督脈'을 사용하면 된다.

정신이 가는 곳에 기운도 가며, 정신이 머물면 기운도 머문다. 정신이 이르는 곳에 기운이 이르지 않는 법이 없다. 눈으로 명령하는 것은, 군대에서 깃발을 써서 지휘하는 것과 같다. 또한 위를 보고자 할 때, 눈을 뜨지 않고 다만 눈동자만 굴려 위를 보아도 동일한 효

과를 낸다.]

閉氣者 以眼爲旗幟 氣之升降 左右前後 莫不如意之所之 [欲氣之升者 上其視 欲氣之下者 下其視 閉右眼開左眼以上其視 則左氣旋升 閉左眼開右眼以上其視 則右氣旋亦升 下用任脈於前 上用督脈於後 而神行則氣行 神住則氣住 神之所至 氣無所不至 莫不以眼爲令 如軍中用旗幟 且欲上視 不須開眼 只轉睛上視 亦得也]

2-3. 중궁을 잘 지켜라

그런데 세상 사람들은 대개가 몸의 위쪽은 기운이 성하고 아래쪽은 허하다. 그래서 병환이 있을 때마다 이 기운이 위로 치솟아서, 위와 아래가 서로 사귀지 못한다. 그러므로 늘 이 기운을 아래로 내려서, '중궁中宮'[무기토戊己土]에 머물게 하여, 비장과 위장을 화창하게 하고 혈맥이 잘 순환하도록 힘써야 한다.

[이것은 다만 세상의 일반 사람들만 그렇게 해야 하는 것이 아니라, 단학을 잘 지키는 요체도 역시 '중궁'을 잘 지키고자 하는 데 있는 것이다.]

능히 혈맥血脈을 두루 돌게 하여 '임맥'과 '독맥'이 모두 통하게 되면, 수명을 연장하고 죽음의 기한을 물리칠 수 있게 된다.

然世人皆上盛下虛 每患此氣之升 而上下不交 故務要此氣之降 而在中宮 [戊己土] 使脾胃和暢 血脈周流而已 [此不但世人爲然 守丹之要 亦在欲守規中] 能使血脈周流 至於任督皆通則延命却期 豈不可必

2-4. 정신과 기운을 단전에 머무르게 하라

그러므로 단학수련의 길은 반드시 '폐기閉氣'를 공부의 시작으로 하여, 다리를 포개고 손을 단정히 하며, 안색을 편안하게 하고 온화한 빛이 감돌게 하며, 눈꺼풀은 발처럼 드리우고 아래를 보아, 반드시 정신과 기운이 배꼽 아래 단전 가운데 머물게 하면, 몸의 위쪽에 있는 '사악한 기운'(風邪)이 마치 구름이 밀리고 안개가 하강하듯 세차게 흘러내려서, 먼저 가슴에서 배로 내려가게 된다. [처음에는 배가 가득 찬 듯하고, 다음에는 배가 아프다.]

故修丹之道 必以閉氣 爲下手之方 疊足端手 舒顔和色 垂簾下視

必使神氣 相住於臍下丹田之中 則上部風邪 如雲委霧降 滾滾瀉下 先走於胸腹 [初則腹滿 次則腹痛]

2-5. 음양이 나뉘기 이전의 경지에 도달하라

기운을 전송하는 길(단전까지의 행로)을 얻은 연후에, 몸이 화평해지고 땀이 촉촉이 나면서 온몸의 모든 맥이 두루 돌게 되면, 한 생각이 문득 텅 비고 아득해지면서 눈앞에 흰 눈이 펄펄 내리는 것처럼 느껴지고, 나에게 육신이 있는지 육신에게 내가 있는지 알 수 없게 되며, 극도로 고요하고 아득하며 황홀한 경지에 이르게 된다.

이미 태극太極이 음陰·양陽으로 나누어지기 이전의 경지에 존재하는 것이다. 이것이 이른바 참된 경계이며 진정한 정신수련의 길이다. 이 밖의 것은 모두 사악한 말이요, 망령된 행동일 뿐이다.

得其傳送然後 身體和平 汗氣烝潤 一身百脈 周流大遍 則一意冲瀜 眼前白雪 紛紛而下 不知我之有形 形之有我 窈窈冥冥 恍恍惚惚 已在於太極未判之前矣 此所謂眞境界 眞道路 外此皆邪說妄行耳

제3장 태아의 숨을 쉬는 법[태식胎息]

3-1. 기운을 모아 원신의 태아를 결성하라

[『태식경胎息經』에 이르기를, "'원신의 태아(도태道胎)는 기운을 단전에 모으는 가운데 맺어지고, 기운은 태아가 생겨남으로 인해 숨을 쉰다. 기운이 몸 안에 들면 살게 되고, 정신이 형체를 떠나면 죽게 되는 것이다. 또한 정신이 가면 기운도 가고, 정신이 머무르면 기운도 머무른다. 만약 오래 살고자 한다면, '정신'과 '기운'을 함께 머무르게 하라. 부지런히 행하라. 이것이 참된 길이다."라고 하였다.]

[經曰 胎從伏氣中結 氣從有胎中息. 氣入身來爲之生 神去離形爲之死 又神行則氣行 神住則氣住 若欲長生 神氣相住 勤而行之 是眞道路]

3-2. 엄마 뱃속의 숨을 회복하라

폐기閉氣하는 요령이 조금씩 익숙해져서, 정신과 기운이 점차 안정된 후에는, 기운을 조금씩 밀어 내려서 배 밑에 털이 난 자리까지 이르게 하여야 한다.

그리하여 호흡이 발출하는 자리를 세밀하게 찾아내어, 숨이 나가고 들어오는 것을 빈틈없이 알아차려서, 내쉬고 들이쉼이 항상 그 가운데에 있게 하여, [이것이 이른바 '현빈일규玄牝一竅'라는 것이니, 단학을 수련하는 길은 바로 이곳에 있다.] 입과 코 사이로 나오지 않도록 해야 한다. [그러나 항상 한 치의 남은 기운이 입과 코 사이에 있도록 해야 한다.]

이것이 이른바 엄마 뱃속에 있을 때의 호흡(胎息)이니, 이른바 '존재의 뿌리'로 돌아가고 '본래의 생명'을 되찾는 길이다.

閉氣稍熟 神氣稍定 然後稍稍推氣 下至腹下毛際 細心推究 此氣息所從出處 隨出隨入 使一呼二吸 常在其中 [此所謂玄牝一竅 修丹之道 在此而已] 而不出於口鼻之間 [然常有一寸餘氣在口鼻之間] 此所謂在母胎之息. 所謂歸根復命之道也

3-3. 다만 근원으로 되돌리는 법을 알라

[또한 "존재의 근본으로 돌이키고 생명의 원천으로 돌아간다."(返本還源)라고도 한다. 사람이 엄마의 뱃속에 있을 때는, 입이나 코로

호흡하지 않는다. 탯줄이 엄마의 임맥에 통하고, 임맥은 폐로 통하며, 폐는 코로 통해서, 엄마가 숨을 내쉬면 또한 태아도 내쉬고, 엄마가 숨을 들이쉬면 또한 태아도 숨을 들이쉰다.

그러다 세상에 태어나 탯줄이 한 번 끊어지고 나서는, 입과 코를 통해 호흡하게 되고(폐호흡), 몸을 배양하는 마땅함을 잃게 되며, '진기眞氣'가 소멸하게 된다. 이로부터 질병이 생기고 요절하게 되는 것이다. 만약 이 근원으로 되돌리는 법(태식)을 얻어서 정진을 그치지 않는다면, "곡식을 끊고(벽곡辟穀) 신선이 되어 하늘에 올라간다."라고 하는 것이 모두 여기에 있을 것이다.

옛사람의 시에 "집은 낡아도 고치기 쉽고, 약재는 말라도 살리기가 어렵지 않네. 다만 근원으로 되돌리는 법을 알기만 하면, 금은보화를 산처럼 쌓으리라."라고 하였다.]

[亦曰返本還源 人在母之胎中 不以口鼻呼吸 只以臍帶 通於母之任脈 任脈通於肺 肺通於鼻 母呼亦呼 母吸亦吸 至臍帶一落然後 呼吸通於口鼻 及其持養失宜 眞氣消爍 於是乎 疾病生矣 夭折作矣 若得此歸復之法 精進不已 則辟穀登仙 皆在於此 古人有詩曰 屋毁

修容易 藥枯生不難 但知歸復法 金寶積如山]

3-4. 기운이 안정되면 호흡을 초월한다

그러므로 태식胎息이 가능해진 뒤에야, 이 기운이 부드러워지면서 조화를 이루게 되며, 조화를 이룬 뒤에 안정을 찾게 된다. 그리하여 마침내 호흡(폐호흡)이 사라지는 숨을 쉬게 되는 것이다.

경전에 말하기를 "기운이 안정되면 호흡이 사라진다."라고 하였다. 옛날 갈선옹葛仙翁이 매년 한 여름에 깊은 연못에 들어가 열흘 만에 나왔다고 하였는데, 그것은 '폐기'를 닦아 '태식'을 했기 때문이다.

故能胎息然後 此氣柔而和 和而定 至於無呼吸之息 經云氣定則無呼吸 昔葛仙翁 每於盛暑 入深淵中 十日乃出 其以閉氣胎息也

제4장 온몸에 불기운을 돌리는 법[주천화후周天火候]

4-1. 정기가 실해야 참된 화후가 발생한다

[불(火)에는 안과 밖, 느리고 빠름이 있다. 수련의 초기에는 기운과

혈액이 모두 허虛하므로, 폐기가 오래되지 않아도 '화후火候'가 쉽게 일어난다.

그러나 배꼽과 아랫배 사이(중궁과 하단전)에 기운이 오래도록 흩어지지 않게 한다면, 반드시 따뜻한 기운이 그 사이에서 나오게 될 것이다. 이러한 때가 되면 '혈액'과 '기운'이 점점 실實해져서 불기운이 천천히 피어오를 것이다.

또한 화후에는 '문文 · 무武', '진進 · 퇴退'의 법이 있으니 잘 살피지 않으면 안 된다.]

[火有內外遲速 初則氣血俱虛 故閉氣未久 火候易發 臍腹之間 久而不散 則必有溫溫之氣 出於其間 當此之時 血氣漸實 火氣亦遲 又有文武進退之法 不可不審也]

4-2. 불기운이 온몸을 도는 것이 주천화후이다

'주천화후周天火候'라는 것은 '불기운이 온몸을 도는 것'을 말하는 것에 불과하다. 정신과 기운이 배꼽과 아랫배 사이(중궁과 하단전)에

함께 머물러 있을 때, 의식을 가하여 바람을 불어넣는 것이 능해지면,

[이때에 문文·무武의 화후와 근斤·냥兩의 법도가 있으며, 또한 진進·퇴退의 법이 있으니, 아주 조심스럽게 살펴가며 수련하지 않으면 안 된다. 몸과 마음이 고요해지고 안정된 뒤에 불기운이 법도대로 일어나면, 방광이 불처럼 뜨거워지고 좌우의 두 신장이 끓게 되면서, 허리로부터 아래쪽이 평상시와는 달리 시원하게 느껴질 것이다. 만약 화후를 가볍게 일으키지 못하면, 온몸이 불처럼 뜨거워져서 도리어 몸에 화상을 입게 될 것이다.]

따뜻한 기운이 미세한 상태에서 차츰 뚜렷해지고, 아래에서 위로 올라가게 된다. [열기가 이르는 곳이 점점 환하게 열리면서 위에 도달한다.]

周天火候者 不過曰熱氣遍身也 神氣相住於臍腹之間 當此時 若能加意吹噓 [此時有文武火候 斤兩法度 又有進退之法 最不可不審 若於身心靜定之後 進火如法 則膀胱如火熱 兩腎如湯煎 而自腰以下 淸爽異常 若不能輕進火候 則遍身火熱 反有火傷於身] 則溫溫之氣 從

微至著 自下達上 [熱氣所至 漸漸開豁上達]

4-3. 열기는 올라가고 감로수는 내려온다

이것은 마치 꽃봉오리가 점점 피어나는 것 같으니, 이른바 "빛나는 연못(화지華池)에 연꽃이 피어난다."라고 하는 것이다. ["신령한 물(신수神水)이 빛나는 연못에 들어간다."라고 말하는 것은, 마음 비우기를 지극하게 하고 고요한 경지를 돈독히 유지할 때를 말하는 것이다. 바로 이 자리가 가장 중요한 곳이라 할 수 있다.]

이와 같은 상태를 오래 간직하고 있으면 열기가 점차 왕성해져서, [이것이 이른바 꽃봉오리는 점점 피어나고, '이슬처럼 달콤한 물'(감로甘露)은 점점 무르익어 간다고 하는 것이다. 이때 물 기운(水氣)이 위로 거슬러 올라와 달콤한 침이 입 안에 고여 '감미로운 샘물'(예천醴泉)이 되는 것이니, 이른바 '옥으로 된 물(옥장玉漿)·황금 물(금액金液)'이라 하는 것이다.]

뱃속이 크게 열려 아무것도 없는 것처럼 텅 비게 되면, 잠깐 사이에 열기가 온몸에 두루 퍼지게 되는데, 이것이 이른바 '주천화후'라고 하는 것이다. 법도대로만 화후를 운행한다면 참을 수 없는 지경에까지는 이르지 않을 것이다.

如花至漸開 所謂華池生蓮花也 [神水華池云者 致虛極守靜篤之時也 此最緊要處也] 保守稍久 熱漸生盛 [此所謂花開漸苞 露漸濃 此時逆水上 甘津在口爲醴泉 所謂玉漿金液也] 腹中大開 如同無物 須臾熱氣卽遍身 此所謂周天火候也 苟能運火如法 則不至於不可忍耐

4-4. 상단전과 하단전이 서로 물을 대주며 순환한다

배꼽 아래 한 치 세 푼의 자리가 곧 '하단전'인데, '상단전'[니환궁泥丸宮]과 더불어 소리가 울리듯 서로 반응하게 된다.

이것이 이른바 '옥로玉爐[단전의 다른 이름]의 불은 따뜻하고, 정수리 위[니환泥丸]에 자줏빛 노을이 흐른다고 하는 것이다. 상단전과 하단전이 서로 물을 대주며, 원처럼 끝없이 순환할 것이다.

臍腹之下一寸三分 卽所謂下丹田 與上丹田 [泥丸宮] 相應如響 所謂玉爐 [丹田異名] 火溫溫 頂上 [泥丸] 飛紫霞也 上下灌注 如環無端

4-5. 24시간 단전에 불을 지피면 현주가 결성된다

다만 이 단전의 불기운을 따뜻하게 길러 잃지 아니하면, [하루 사이에 자子·오午·묘卯·유酉로 화후를 일으켜야 하며, 한 번의 숨이라도 화후를 일으키지 않아서는 안 된다. 항상 밤이나 낮이나 하루같이 수련하여 열 달이 된 후에야 도태道胎가 완성되는 것이다.]

청명한 기운이 위로 올라가 니환궁(상단전)에서 결정結晶된다. 이것을 선가에서는 '현주玄珠'라 하고 불가佛家에서는 '사리舍利'라고 하는 것이다. 여기에는 반드시 그렇게 될 수밖에 없는 필연적인 이치가 있다.

도道를 이루느냐 못하느냐에 이르러서는 각자의 '정성'(誠) 여하에 달려 있을 뿐이다. 다만 일찍 달성하는 것이 귀하도다.

苟能使此火 溫養不失 [一日之間 子午卯酉 必須進火 使溫溫之氣 無一息不進火 常使晝夜如一日 至十月 然後胎可成也] 清明之氣 上結於泥丸宮 仙家所謂玄珠 佛家所謂舍利 有必然之理 至於成道與否 在人誠如何耳 但早達爲貴

4-6. 화후로 약물을 구어 내단을 만들어라

또한 듣자하니 "화후로 약물을 굽고, 단丹으로 도道를 이룬다."라는 말이 있는데, 이것은 정신으로 기운을 제어하고, 기운으로 형체를 머물게 하여, 서로 떨어지지 않게 하는 것에 불과한 것이다.

'술術'은 알기 쉬우나 '도道'는 만나기 어렵다. 우연히 만났다 하더라도 전념하여 실천하지 않기 때문에, 천 명 만 명이 배워도 끝내는 한두 사람의 성공자도 없는 것이다. 그러므로 배우는 사람은 '정성'(誠)을 가장 귀하게 여겨야 하는 것이다.

抑又聞之 所謂以火煉藥 以丹成道 不過以神御氣 以氣留形 不須相離 術則易知 道難遇 縱然遇了 不專行 所以千人萬人學 畢竟終無一二成 故凡學者 以誠爲貴

4-7. 음양의 기운으로 배를 불려라

또한 시詩에 이르기를 "올바른 기운이 항상 뱃속에 가득하니, 한가한 곳에서 초연하게 지낸들 거리낄 것이 무엇이 있겠는가?"라고 하였다. 달마 선사도 '태식법胎息法'을 얻었기 때문에, 능히 벽을 바라보고 앉아서(면벽面壁), 자신의 참마음을 관조(관심觀心)할 수 있었던 것이다.

『황정경』에는 "사람들은 모두 오곡의 정수로 배를 불리나, 나는 홀로 음양의 기운으로 배를 불리네!"라고 하였다. 이 두 시를 보면 '곡식을 끊는 것'(辟穀)은 오로지 '태식'에 의해서만 가능한 것이다.

진실로 능히 곡식을 끊고 홀로 음양의 기운을 포식할 수 있다면, '땅으로 통하는 문'(地戶)은 닫히고 '하늘로 통하는 문'(天門)은 열릴 것이니 어찌 평지에서 신선이 되어 올라가는 것이 불가능하겠는가?

又詩曰 正氣常盈腔裏 何妨燕處超然 達摩得胎息法 故能面壁觀心 黃庭經曰 人皆飽食五穀精 我獨飽此陰陽氣 以此二詩 觀之則辟穀 專由胎息 苟能辟穀 獨飽此陰陽氣 則地戶閉 天門開 豈不可平路登仙乎

제5장 당부하는 글

위의 3조목(폐기·태식·주천화후)은 비록 각각 따로 이름을 붙이기는 하였으나, 오늘 한 조목을 행하고 내일 또 다른 한 조목을 행하는 것이 아니다. 그 공부는 오로지 '폐기閉氣'하는 중에 있을 뿐이다.

다만 공부에는 깊고 얕음이 있고, 등급에는 높고 낮음이 있는 것이니, 비록 몸을 변화시켜 하늘을 날아다니는 술법이라 할지라도 모두 이 3조목에서 벗어나지 않을 것이다. 오직 배우는 이의 '정성'(誠)에 달려 있을 뿐이다.

右三條 雖各立名 非今日 行一條 明日又行一條 其工夫 專在於閉氣中 但工夫有淺深 等級有高下 雖變化飛昇之術 皆不外此三者 唯其誠耳

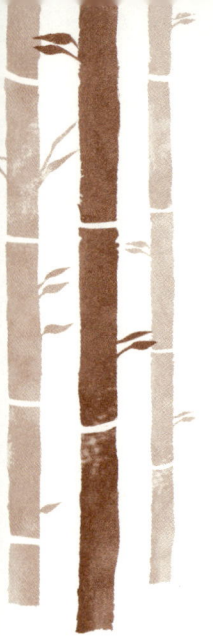

4

고상옥황심인경
高上玉皇心印經

1. 가장 좋은 약에 세 등급이 있으니
   '정신'(神)과 '기운'(氣)과 '정액'(精)이다.
   上藥三品 神與氣精

2. 그것은 매우 황홀하고 깊고 아득하다.
   恍恍惚惚 杳杳冥冥

3. 그런데 '없음'(無)을 보존하고
   '있음'(有)을 지킬 수 있다면 졸지에 이루어진다.
   存無守有 頃刻而成

4. 바람을 돌리고 혼합시키면

   100일이면 공력이 신령스러워진다.

   廻風混合 百日功靈

5. 묵묵히 하느님을 뵙게 되니

   12년이면 하늘에 날아 올라갈 수 있다.

   黙朝上帝 一紀飛昇

6. 지혜로운 자는 깨닫기 쉬울 것이고

   아둔한 자는 실행하기 어려울 것이다.

   知者易悟 昧者難行

7. 타고난 광명함을 따르고

   호흡으로 맑은 기운을 기르라.

   履踐天光 呼吸育淸

8. 단전(玄牝)을 출입하는 기운은

   있는 듯 없는 듯 미미하게 하고,

   出玄入牝 若亡若存

9. 호흡을 가늘고 미세하며 끊어지지 않게 하면
   꼭지가 단단해지고 뿌리는 깊어진다.
   綿綿不絕 固蔕深根

10. 사람에게는 각기 '정액'이 있으니
    정액이 '정신'에 합하고,
    人各有精 精合其神

11. 정신이 '기운'에 합하며,
    기운이 몸의 '참 것(眞)'에 합한다.
    神合其氣 氣合體眞

12. 그 '참 것'을 얻지 못하면
    모두 다 헛된 이름일 뿐이다.
    不得其眞 皆是强名

13. '정신'은 능히 바위에도 들어갈 수 있고,
    정신은 능히 '형체'를 날게 할 수도 있다.
    神能入石 神能飛形

14. 또한 물에 들어가도 빠지지 않고
    불에 들어가도 타지 않는다.
    入水不溺 入火不焚

15. '정신'은 '형체'에 의지해 살고
    '정액'은 '기운'에 의지하여 가득 차게 된다.
    神依形生 精依氣盈

16. 쇠잔하지도 않고 시들지도 않으며,
    소나무와 잣나무처럼 푸르리라.
    不殘不凋 松栢靑靑

17. 삼품三品(정기신)이 모두 한 가지 원리인데
    신묘하여 들어서 알 수 있는 것이 아니다.
    三品一理 妙不可聽

18. 그것이 모인즉 살게 되고
    그것이 흩어지면 죽게 된다.
    其聚則有 其散則無

19. 일곱 구멍이 서로 통하며
    구멍마다 빛이 밝게 빛나고.
    七竅相通 竅竅光明

20. 성스러운 해와 달이
    황금을 배양하는 뜰(金庭)을 환하게 비치리라.
    聖日聖月 照耀金庭

21. 한 번 얻으면 영원히 얻게 될 것이니
    자연히 몸이 가벼워지며.
    一得永得 自然身輕

22. 크게 조화로운 기운이 온몸에 넘쳐흐르고
    뼈는 흩어져서 서늘한 구슬(丹)이 될 것이다.
    太和充溢 骨散寒瓊

23. '단丹'을 얻으면 신령스러워지고
    얻지 못하면 그르치게 된다.
    得丹則靈 不得則傾

24. '단丹'은 몸 가운데 있으나

　　희지도 푸르지도 않다.

　　丹在身中 非白非靑

25. 이 글을 만 번 읽으면,

　　신묘한 이치가 저절로 분명해질 것이다.

　　誦之萬遍 妙理自明

5

심경心經

지금부터 3천여 년 전 은주대전殷周大戰 시 은나라 측 총사령관이셨던 문聞태사를 '구천응원뇌성보화천존九天應元雷聲普化天尊'으로 기리는 백두산족 도가 경전 『옥추보경玉樞寶經』의 서문에 해당합니다.

1. 마음(원신元神)이 크게 형통하면
   온몸이 그 명령을 잘 따르게 된다.
   天君泰亨 百體從令

2. '원기'가 온몸에 두루 돌아다니면
   '칠정七政'이 다 고르게 된다.

元氣布行 以齊七政

3. '사상四象'이 도를 이루면
　　온 나라(몸)가 모두 편안해질 것이다.
　　四象成道 萬邦咸寧

4. 임금과 신하가 서로 만나서 사귀면
　　영대(元神)의 씨가 되고 날이 된다.
　　君臣際會 靈臺緯經

5. 네 가지 덕이 올바르고 중中에 맞게 되면
　　계속해서 이어질 것이다.
　　四德正中 繼繼承承

6. 주천의 행로에 맞게 기운을 운행하면
　　기氣(위기衛氣)와 혈血(영기榮氣)이 열리고 닫힌다.
　　璇璣運氣 闔闢衛榮

7. 상자를 열고 자물쇠를 풀게 되고

흰 구름이 걷혀 텅 빈 자리에 이르게 된다.

開櫺釋鎖 白雲捲空

8. 곡식의 껍질을 벗겨내듯이

    매미가 허물을 벗듯이 그 몸이 변화하게 된다.

    糲䅽鑿御 金蟬化形

9. 오직 서로 막혀 있는 것들(精氣神)에 나아가

    모두 단궁(丹宮)에 모이게 하여 이를 단련해 나가면

    惟卽互隔 鍊擅丹宮

10. 수명을 늘리고 나이를 더하게 되어

    몸이 변화하여 오래오래 살게 된다.

    益壽延年 化身長生

11. 마음을 잘 챙기고 몸을 잘 보존하는 것은

    위대한 성인들이 매일 그치지 않고 한 것이다.

    存保心身 大聖日用

12. 생각이 미처 일어나지 않으면

    귀신도 헤아려 알 수가 없다.

    思慮未起 鬼神莫量

13. 도道와 덕德을 광대하게 해야 하니

    사특한 마음을 끊어버리고 정성된 마음을 잘 챙겨야 한다.

    道德廣大 閑邪存誠

14. 마음이 도道에 달린 것이 아니고

    도道가 마음의 공부에 달린 것이다.

    心不在道 道在心工

15. 더럽고 나쁜 곳에 들어가지 않으면

    죽을 일이 없을 것이다.

    不入汚穢 不戮其躬

16. '정신精神'을 잘 보호하고 지키면

    마음에 힘이 나고 기운이 신령스러워진다.

    精神守護 心力氣靈

17. 능히 악한 것이 감히 침공하지 않게 하면

　　能使不善 不敢侵攻

18. 모든 산에 자색 상서로운 빛이 빛날 것이며

　　조화를 부려 공功을 일으킬 것이다.

　　萬紫山光 造化興功

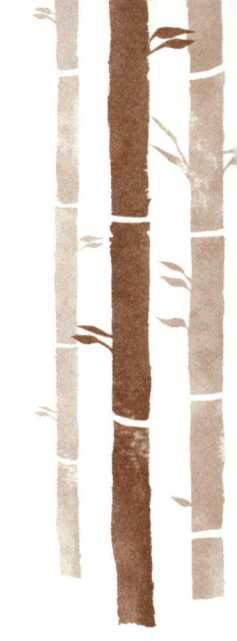

⑥ 지도심요장
至道深窈章

'구천응원뇌성보화천존九天應元雷聲普化天尊'을 기리는 백두산족 도가경전 『옥추보경玉樞寶經』의 한 장章입니다.

1. 구천응원뇌성보화천존께서 말씀하셨다.
   너희 여러 하늘 사람들이 지극한 도를 듣기를 원하나,
   지극한 도는 깊고 그윽하니 다른 곳에 있지 않다.
   天尊言 爾諸天人 欲聞至道
   至道深窈 不在其他

2. 그대들은 귀로 듣기를 원하나

들리지 않는 것이 옳은 것이다.

들리지도 않고 보이지도 않아야 참된 도이다.

爾旣欲聞 無聞者是

無聞無見 卽是眞道

3. 듣고 보는 것이 모두 사라지고 나면

오직 '그대'만 존재할 것이다.

'그대' 또한 오히려 존재하지 않는데,

하물며 도가 존재할 수 있겠는가?

聞見亦泯 惟爾而已

爾尙非有 何況于道

4. 들리지 않는데 듣고자 한다면

어떠한 도를 이야기할 수 있겠는가?

不聞而聞 何道可談

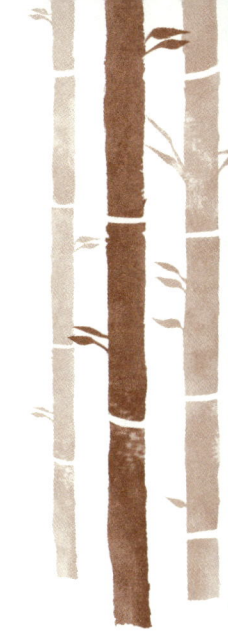

도이성입장
道以誠入章

'구천응원뇌성보화천존九天應元雷聲普化天尊'을 기리는 백두산족 도가경전 『옥추보경玉樞寶經』의 한 장章입니다.

1. 구천응원뇌성보화천존께서 말씀하셨다.
   도라는 것은 '정성'(誠)으로써 들어가고(入道)
   '침묵'(默)으로써 지키며(守道)
   '부드러움'(柔)으로 쓰임을 삼는다(用道).
   天尊言 道者 以誠而入
   以默而守 以柔而用

2. 정성을 쓸 때는 마치 '어리석은 것'(愚)처럼 하고
　　말없이 묵묵할 때는 '어눌한 것'(訥)처럼 하고
　　부드러움을 쓸 때는 '재주가 없는 것'(拙)처럼 하라.
　　　用誠似愚 用黙似訥 用柔似拙

3. 이와 같이 하면 자신의 '몸뚱이'를 잊어버릴 수 있고
　　가히 '자신'을 잊어버릴 수 있으며
　　잊는다는 것 자체도 잊어버리게 될 것이다.
　　　夫如是則 可與忘形
　　　可與忘我 可與忘忘

4. 도에 들어간 자는 '머무름'(止)을 알고
　　도를 지키는 자는 '삼감'(謹)을 알며
　　도를 쓰는 자는 '미묘함'(微)을 안다.
　　　入道者知止 守道者知謹 用道者知微

5. '미묘함'을 알 수 있다면 '지혜의 빛'(慧光)이 생기고
　　'삼감'을 알 수 있다면 '성인의 지혜'(聖智)가 온전해지며
　　능히 '머무름'을 알 수 있다면 크게 안정되고 안락해진다(定安).

能知微則慧光生

能知謹則聖智全

能知止則泰定安

6. 크게 안정되고 안락해지면 성인의 지혜가 온전해지고
성인의 지혜가 온전해지면 혜광이 나오게 되며
혜광이 나오게 되면 도道와 더불어 하나가 된다.
이것을 '참된 잊어버림'(眞忘)이라고 한다.

泰定安則聖智全

聖智全則慧光生

慧光生則與道爲一 是名眞忘

7. 오직 잊어버리되 잊어버릴 것이 없으니
잊으면서도 가히 잊어버릴 것이 없게 된다.
가히 잊어버릴 것이 없는 상태가 바로 '지극한 도'(至道)이다.

惟其忘而不忘 忘無可忘

無可忘者 卽是至道

8. 도가 하늘과 땅에 있지만

하늘과 땅은 그것을 알지 못한다.

생명이 있거나 없거나

오직 하나이지 둘이 아니다.

道在天地 天地不知

有情無情 惟一無二

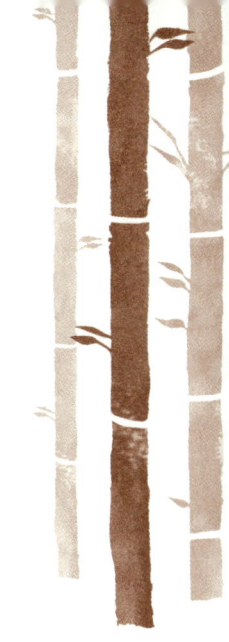

대통경
大通經

1. 하늘보다 먼저 생겨났으나 생겨났어도 형상이 없고,
   하늘보다 뒤에 남아 있으나 남아 있어도 형체가 없다.
   그러나 형체가 없어서 일찍이 존재한 적이 없다.
   그러므로 불가사의하다고 하는 것이다.

   先天而生 生而無形
   後天而存 存而無體
   然而無體 未嘗存也 故曰不可思議

2. 고요하면 '본성'(참나)이 되나 '마음'이 그 가운데 있고,
   움직이면 마음이 되나 본성이 그 가운데 있다.

마음이 나타나면 본성이 사라지고

마음이 사라지면 본성이 나타나니,

허공과 같아서 형상이 없고 맑고 고요하여 원만하다.

靜爲之性 心在其中矣

動爲之心 性在其中矣

心生性滅 心滅性現

如空無象 湛然圓滿

3. 큰 도道는 형상이 없으므로

안으로 그 '존재'들에 붙잡히지 않고,

참된 본성(원신)은 함이 없으므로

밖으로 그 마음을 내지 아니하나니,

늘 그러하되 스스로 그러하여 널리 그 끝이 없도다.

大道無相 故內不攝於有

眞性無爲 故外不生其心

如如自然 廣無邊際

4. 경계를 대하되 경계를 잊으니

육적六賊(오감五感과 의식意識)의 마장에 빠지지 않고,

티끌에 거하되 티끌을 벗어나니

온갖 인연의 변화에 떨어지지 아니하며,

고요함을 이뤄 움직이지 아니하고

조화로움을 이뤄 옮기지 아니하나니,

지혜는 시방에 비추고 텅 비어 변화하되 하는 것이 없도다.

對境忘境 不沈於六賊之魔

居塵出塵 不落於萬緣之化

致靜不動 致和不遷

慧昭十方 虛變無爲

송頌

법이 있음으로 법이 없음을 깨치며,

닦음이 없음으로 닦음이 있음을 이해하고,

온갖 형상과 형체를 포함하면서

실오라기 하나도 걸리지 않도다.

有法悟無法 無修解有修

包含萬象體 不掛一絲頭

고상옥황태식경
高上玉皇胎息經

1. 옥황천존께서 말씀하시길,
    태胎(원신元神의 태아)는 기氣가 쌓이면 결성되고
    기氣는 태胎가 결성되면 숨을 쉬게 된다.
    玉皇天尊曰 胎從伏氣中結 氣從有胎中息

2. '기氣'가 몸 안에 들어오면 '삶'이라 하고
    '신神'이 몸을 떠나면 '죽음'이라 한다.
    '신神·기氣'를 알면 오래 살 수 있다.
    氣入身來謂之生 神去離形謂之死
    知神氣 可以長生

3. 고로 '허무虛無'를 지켜

   '신神·기氣'를 길러야 한다.

   固守虛無 以養神氣

4. '신神'이 가면 '기氣'도 가고

   '신'이 머물면 '기'도 머문다.

   만약 장생長生을 원한다면

   이 '신神·기氣'가 서로 물을 대주어야 한다.

   神行卽氣行 神住卽氣住

   若欲長生 神氣相注

5. 마음이 '생각'을 일으키지 않아서

   오고 감이 없고 출입이 없다면,

   자연히 (신神과 기氣가 합일되어) 항상 존재하게 될 것이다.

   부지런히 행하라. 이것이 참된 길이다.

   心不動念 無來無去

   不出不入 自然常在

   勤而行之 是眞道路

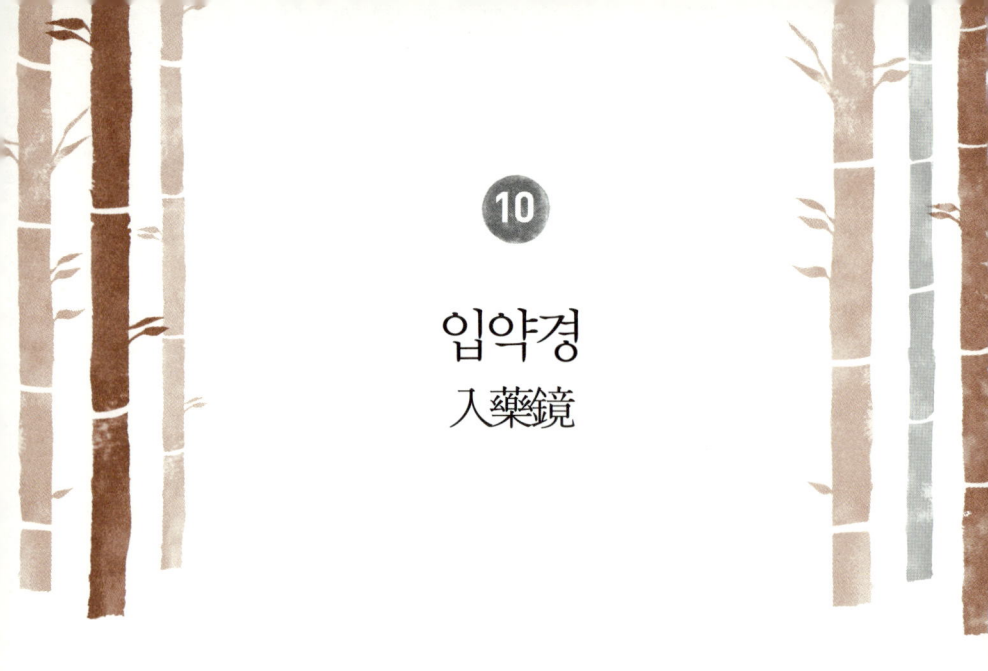

입약경
入藥鏡

당唐의 최희범崔希范이 저술한 단학 경전으로, "내 마음은 거울이 되며 내 몸은 거울 받침대가 된다."(吾心爲鏡 身爲之臺)라고 주장하였습니다. '정기精氣'를 약물로 삼고 '정신精神'을 거울로 삼고 수련하라는 가르침입니다. 『입약경入藥鏡』의 참뜻은 "정기의 단약을 먹고 원신의 거울로 비추어보라."는 것입니다. 정기신이 서로 만났을 때 내단內丹이 결성되고, 도태道胎가 배양되며, 원신元神이 다시 태어나게 됩니다.

1. '선천의 기운'(원기元氣)과 '후천의 기운'을
    모두 얻은 이는 항상 취한 것처럼 보인다.

先天炁 后天氣 得之者 常似醉

2. 해와 합하고 달과 합하여
   무기(戊己)를 지극히 하고
   갑목(甲木)(수은)과 경금(庚金)(납)을 안정시킨다.
   日有合 月有合 窮戊己 定庚甲

3. 상작교와 하작교를 건너고
   하늘은 별과 응하고 땅은 조수에 응한다.
   上鵲橋 下鵲橋 天應星 地應潮

4. 호흡(巽風)을 고르게 하여(調息)
   '땅'(坤)에서 불기운 즉 화후(火候)를 일으킨다.
   '누런 방'(중궁, 황정)에 내단(內丹)이 들어가 길러지면
   지극한 보배가 이루어진다.
   調巽風 運坤火 入黃房 成至寶

5. '물'은 말라버릴까 두려우며
   '불'은 차가워질까 두렵다.

조금이라도 차이가 나면 '단(丹)'을 이루지 못한다.

水怕乾 火怕寒 差毫發 不成丹

6. '납'인 용이 올라가고 '수은'인 호랑이가 내려온다.

　이 두 가지 약물을 잘 몰아서

　멋대로 풀어놓는 일이 없어야 한다.

鉛龍升 汞虎降 驅二物 勿縱放

7. 낳는 것은 '땅'(坤)이나

　심는 것은 '하늘'(乾)이니

　다만 지극한 정성으로 자연을 본받는다.

産在坤 種在乾 但至誠 法自然

8. 천지를 훔치고 조화를 빼앗아야 한다.

　'오행'을 모으고 '팔괘'를 회합시켜야 한다.

盜天地 奪造化 攢五行 會八卦

9. 물은 '참된 물'이며 불은 '참된 불'이니

　물과 불이 서로 사귐에 영원히 늙지 않는다.

水眞水 火眞火 水火交 永不老

10. '물'은 능히 흘러내리며

'불'은 능히 타오른다.

이 모든 것이 우리 몸 안에 있으니

스스로 증험해보아야 한다.

水能流 火能焰 在身中 自可驗

11. 이것은 '성性·명命'이지

'신神·기氣'가 아니다.

'물과 그 고향인 납'은 단지 한 맛이다.

是性命 非神氣 水鄕鉛 只一味

12. '뿌리가 되는 구멍'(玄牝一竅)으로 돌아가고,

'생명의 뿌리'(元氣)를 회복해야 한다.

이 원기元氣로 꼬리뼈에 있는 '미려혈'을 관통시키고

상단전인 '니환궁'을 꿰뚫어야 한다.

歸根竅 復命根 貫尾閭 通泥丸

13. 배 안에 '참된 풀무'가 이루어지고

　　'참된 솥과 화로'가 갖추어진다.

　　이것들은 모두 형체가 없으나 존재하며

　　존재하나 형체가 없다.

　　眞橐籥 眞鼎爐 無中有 有中無

14. 누런 노파(眞意)를 보내서

　　처녀와 중매를 서게 한다.

　　최대한 힘이 안 들어가게 조심한다.

　　침묵 속에서 움직여야 한다.

　　托黃婆 媒姹女 輕輕地 黙黙擧

15. 하루 내에 24시간 내내

　　진의眞意가 이르게 하면

　　모두 행함이 있는 것이다.

　　一日內 十二辰 意所到 皆可爲

16. '단약'(刀圭)을 마시고 하늘의 재주를 엿본다.

　　'그믐과 보름'(朔望)을 변별하고,

'어둠과 새벽'(昏曉)을 안다.

飮刀圭 窺天巧 辨朔望 知昏曉

17. 뜨고 가라앉는 것을 알며

주인과 손님을 분명히 한다.

반드시 잘 모아서 합하도록 하여

서로 틈이 없도록 해야 한다.

識浮沉 明主客 要聚會 莫間隔

18. '단약'을 캘 때는 불을 잘 조절해야 한다.

이때는 길한 기운을 받아야 하고

흉함이 이루어지는 것을 막아야 한다.

采藥時 調火功 受氣吉 防成凶

19. '화후'는 충분해야 하나

'내단(內丹)'을 상하게 할 정도로 거세서는 안 된다.

'천지'는 신령해져야 하며

'조화'는 잘 단속되어야 한다.

火候足 莫傷丹 天地靈 造化慳

20. 처음 태아가 결성될 때는(결태結胎)

'본래의 생명'(元氣)을 보아야 하며,

마지막으로 태아가 몸을 벗어날 때는(탈태脫胎)

4가지 방위를 분명히 보아야 한다.

初結胎 看本命 終脫胎 看四正

21. 치밀하게 행하라.

반드시 각 구절마다 상응하는 체험이 있을 것이다.

密密行 句句應

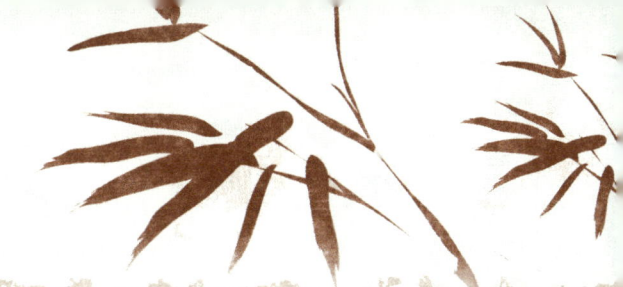

VII
단학 호흡법 강의

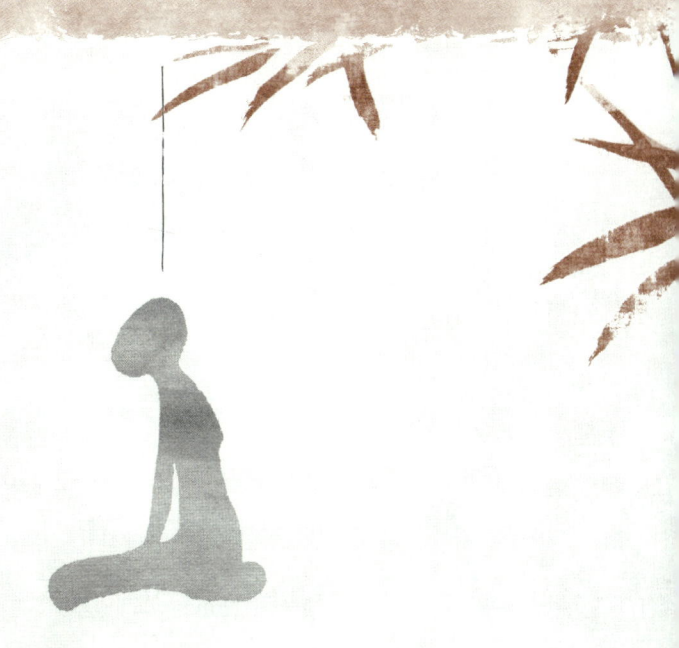

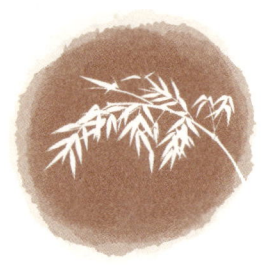

요즘 단학에 관심을 가지는 분들이 많습니다. 홍익학당에서도 단학을 강조하는데 그 이유는, 에너지를 스스로 조절할 수 없는 수준에서는 참나 체험이 약하고, 인의예지를 실천할 힘도 약하기 때문입니다.

사람은 에너지입니다. 우리는 에너지를 통해 모든 것을 표현합니다. 참나가 에고를 통해 표현되는 것과 마찬가지로, 참나의 모든 지혜와 능력은 우리의 에너지를 통해 표현됩니다. 아무리 견성을 했다 하더라도 원기가 부족하면 눈이 풀리게 됩니다. 나는 나인데, '눈 풀린 나'가 되는 것입니다. 나는 청정하더라도 눈이 잘 안 떠지는 것은 에너지의 문제이기 때문에, 보약 한 첩 마시면 눈이 확 떠집니다.

석가모니도 공부하실 때 단식으로 버텨보았지만 결국 어떻게 하셨나요? "아, 이렇게 해서 될 일이 아니다. 에너지가 부족해서, 몸을 괴롭혀서 수행한다는 것은 말이 안 된다." 하고 우유죽을 드신 순간 견성을 하셨습니다. 그런데 우유죽을 드시는 순간, 함께 고행하며 공부했던 다섯 명의 사람들이 부처의 타락을 비난하며 떠나버립니다. 나중에는 그분들을 다시 불러 공부를 시키지요. 이때 그 우유죽이 상징하는 것은 에너지입니다.

또 석가모니는 평생 출입식념, 즉, 호흡을 염하셨는데 거기에는 분명한 이유가 있습니다. 호흡은 여러분의 몸에 에너지를 불어넣습니다. 우주의 에너지를 몸 안에 들이고 뱉는 통로가 호흡이기 때문에, 호흡을 잘 조절하는 것이 단학의 첫 번째 관건입니다. 깨어있지 못하면 호흡 조절도 잘 안 됩니다. 깨어있지 못하고 욕망으로 호흡을 하면, 그 에너지가 어디에 쓰일까요? 에고의 욕망을 강화시키는 방향으로 쓰입니다. 에너지가 커지면서 식욕이 강해지고, 성욕이 강해지고, 권력욕이 강해집니다. 보통 욕망이 강한 분들이 음식도 잘 드시는데 같은 이유 때문입니다.

에고는 에너지를 많이 흡수하고 에너지를 더 써서 남보다 커져야겠다는 욕망의 세계에 잘 빠져버립니다. 그러나 순수한 마음의 에너지라야 순수하게 쓰이는 것입니다. 순수한 마음을 조금이라도 알고 참나를 안다면 깨어서 호흡하는 것을 즐기게 되는데, 그냥 깨어있는 것보다는 깨어서 호흡을 하는 것이 좋습니다. 깨어있음과 에너지를 둘 다 취할 수 있기 때문입니다.

그래서 단학을 할 때에는, 우선 앉아서 10분 명상 파일을 들으면서 들어오고 나가는 호흡만 바라보면 됩니다.

배꼽으로부터 5~6cm 아래 안쪽에 단전이 있다고 생각하십시오. 정수리에서 그대로 회음과 이어지는 통로쯤에 단전이 있다고 보시면 됩니다. 보통 앞에서 7할, 뒤에서 3할이라고 표현하지만 계산하기 어려우니 그냥 안쪽이라고 생각하면 됩니다. 호흡이 1분, 2분 정도 되면 몸의 축맥이 열리면서 거대한 기둥이 정수리부터 회음까지 관통하는 것을 느끼게 되는데, 거기에 단전이 존재합니다.

입은 열지 말고 다무십시오. 입으로 숨이 들어오고 나가면 폐를 비롯한 여러 곳에 좋지 않습니다. 숨이 코를 한번 거쳐서 필터링을 해줘야 우리 몸에 좋은 공기가 들어갑니다. 이렇게 코로 공기를 넣었다 뺐다 하면서 숨을 쉬면 보통 가슴까지만 공기가 들어가고 나오게 됩니다.

하지만 처음부터 마음은 단전에 두고, 숨이 아랫배까지 들어갔다 나온다고 생각하고 호흡을 하십시오. "그럴 리가 있나." 하고 의심하지 말고 그런 느낌으로 하면 됩니다. 배꼽 아래에 손을 대고 해도 좋고 그냥 편하게 해도 좋은데, 숨이 그대로 들어와서 중간에 멈추는 일 없이 그대로 나가야 합니다. 처음에는 이렇게 그냥 느낌으로 하지만 나중에는 놀라운 일이 벌어집니다.

호흡은 우주의 음양 운동입니다. 음양의 운동이 멈추면 되겠습니까? 들락날락, 들락날락, 끊어짐이 없는 것이 자연 그대로의 호흡입니다. 들어오고 내보내고, 들어오고 내보내고를 계속하십시오. 이러한 호흡을 단전에 집중하면서 할 수 있는지를 관찰하는 것으로부터 호흡법이 시작됩니다. 호흡만 몰입해서 할 수 있는지, 호흡할 때 호흡만 할 수 있는지를 보면서 들이쉬고 내쉬고를 하는 것입니다.

그런데 어떻게 하면 이런 호흡을 보다 편하게 잘할 수 있을까요?

정신을 몰입해서 하면 됩니다. "몰라!" 하고 잡념 없이 호흡하는 것이 가장 좋은 방법입니다. 호흡 이외의 잡념에 대해 "몰라!" 하면서 들이쉬고 내쉬는 것에만 집중하면 됩니다. 이때 들이쉴 때에는 "들이쉰다!", 내쉴 때에는 "내쉰다!"라고 마음속으로 의식하는 것이 도움이 됩니다. 그러면서 들어오고 나가는 호흡만 느껴보세요. 몰입이 잘되면 "들이쉰다, 내쉰다."를 의식할 필요도 없습니다.

호흡이 들어와서 아랫배까지 찍고 나가는 것을 느껴 보세요. 이렇게 하느라고 다른 생각이 나지 않는다면 잘되고 있는 것입니다. 잡념이 일어나더라도 걱정하지 말고, "잡념을 일으키는 나는 누구인가?" 하고 '나'로 돌아가세요. "호흡하는 나는 누구인가?" 하고 깨어서 다시 호흡하세요. 그렇게 하면 잡념을 바로바로 물리치면서 호흡할 수 있습니다.

단전에 마음을 두기 위해 단전에 손을 얹고 해도 좋습니다. 단전이 든든해지면 온몸에 힘이 납니다. 단전은 우리 몸의 에너지 센터이기 때문입니다. 단전은 은행과 같아서 돈이 가득 차면 알아서 몸 곳곳으로 돈을 보내줍니다. 여러분이 신경 쓰지 않아도 기운이 부족한 곳에 에너지를 보내주는 것이죠. 그러니 돈이 생기는 대로 입금하세요. 그렇게 호흡이 들고 나는 중에 단전이 충만해지는 느낌이 느껴지시면 잘되고 있는 것이니 계속하십시오.

처음에는 10분씩 짧게 하고 천천히 시간을 늘려가십시오. 그러는 중에 단전의 기운이 점점 실해져서 묵직해지고 따뜻해지는 느낌이 들게 됩니다. 그런데 여기에 힘을 주면 안 됩니다. 배가 들고 나는 것을 지나치게 의식하는 분들이 있는데, 배는 알아서 들고 나는 것일 뿐입니다. 오직 '단전'과 '호흡'에만 신경을 쓰시기 바랍니다.

팁을 한 가지 더 드리자면, 처음에는 '호흡'이 들고 나는 것을 따라다니며 집중하다가, 나중에는 '단전'만 보세요. 의식을 단전에 완전히 붙잡아 두고 호흡이 들고 나는 것을 단전에서 느끼십시오. 단학의 기본은, 의식이 가는 곳에 에너지가 간다는 것입니다. 그래서 의식이 단전에 있으면, 단전에 에너지가 모이는 것입니다.

지금 자신이 단전에 있는 것처럼 느껴보세요. 아랫배에서 나를 느끼면서 호흡하십시오. 호흡이 아랫배까지 들어갔다 나가는 중에 무게 중심을 단전에 놓는 겁니다. 머리는 텅 비어 있고, 나의 무게 중심은 단전에 있습니다. 이렇게 해서 마음을 모으고 에너지도 모으세요. 배가 들고 나는 것은 신경 쓰지 마시고요.

이렇게 하면 몸이 빠르게 충전됩니다. 몸이 충전되는 것뿐 아니라, 마음도 에너지이기 때문에, 몸이 힘을 얻으면서 마음도 같이 힘을 얻게 됩니다. 에너지가 호흡을 통해 마음과 몸에 모두 공급되는 것입니다. 그래서 부정적이고 우울했던 마음도 밝아지고 힘이 납니다. 같은 깨어있는 상태라면 몸과 마음의 에너지가 충만한 상태가 훨씬 좋겠죠. 이게 단학의 기초입니다.

이렇게 하다가 모든 게 잘되면, 시계를 두고 시계 침 소리에 맞춰서 본인의 들고 나는 호흡의 길이를 조절해보십시오. 그래서 들숨 날숨을 끊어지지 않게 하되, 2초 들이쉬면 2초 내쉬어서 음양의 길이를 맞춰주는 겁니다. 처음에는 초수를 따지지 말고 그냥 해보세요. 그렇게 자꾸 하다 보면 본인이 가장 편하게 쉬는 숨의 길이를 알 수 있게 됩니다. 만약 들숨 날숨이 3초-2초, 2초-3초라면 초수가 작은 쪽으로 맞춥니다. 반대로 초수가 긴 쪽으로 맞추면 숨이 잘 안 쉬어집니다. 호흡이란 게 참 신비해서 조금만 무리하면 숨이 콱 막혀버립니다. 숨이 막혀서 죽을 것 같은 느낌이 들 수도 있습니다. 만약에 2초-2초를 호흡할 경우, 하나 둘-하나 둘, 초수를 맞추고, 이

왕이면 길이나 굵기까지도 맞추는 연습을 하면 기운이 늘 단전에 충만하게 됩니다.

단학 수련의 1시간 코스를 말씀드리자면, 우선 한 10분 정도는 그냥 "모른다!"만 하십시오. 마음과 호흡은 연결되어 있기 때문에, 마음이 편안해야 호흡도 잘 됩니다. 그러니 마음을 편안하게 약 10분 정도 풀어주세요. 이때에는 호흡 초수를 맞추지 말고, 호흡이 들어오고 나가는 것만 보면서 쉽니다.

4초-4초 호흡을 예로 들어보겠습니다. 자신의 호흡 길이가 4초-4초이더라도 처음부터 바로 4초-4초에서 시작하지 말고, 2초-2초부터 올라가십시오. 이렇게 10분 정도 하다가 편할 때 살짝 초수를 3초-3초로 올리고, 다시 4초-4초까지 올린 다음 수련 시간 동안 그대로 하면 됩니다. 이렇게 단계적으로 초수를 높여가야 합니다.

호흡이라는 것이 참 미세해서, "내가 그래도 4초-4초인데…" 하고 앉자마자 바로 4초-4초를 하면 '컥' 하고 숨이 막히는 때가 옵니다. 신체를 비롯한 여러 조건은 매일 달라지기 때문에 항상 기본부터 맞춰 주는 것이 좋습니다.

그렇다면 초수를 더 늘리는 것은 언제 해야 할까요? 4초-4초 호흡을 1시간 유지해도 굴곡 없이 마음이 편안하면 이제 초수를 늘릴 때가 온 것입니다. 아령으로 치면 "더 이상 이건 나에게 어떤 운동이 되지 않는다." 하는 상태가 올 것입니다.

그때에도 똑같이 10분 정도는 워밍업을 합니다. 나중에 숙달되다 보면 이 과정도 빨라지겠지만 처음에는 이렇게 하십시오. 2초-2초에서 3초-3초 이렇게 해서 본인이 가장 편하게 하는 4초-4초로 올라갑니다. 그래서 마음이 정말 편하고 호흡이 잘될 때 5초-5초로 초수를 살짝 올려봅니다. 1초씩만 늘여야 됩니다.

갑자기 2초씩 늘렸다가는 물고기가 물속에서 목말라 하는 것과 같은 상태를 체험하게 됩니다. 공기가 분명히 있지만 못 마십니다. 무리하지 말고 살짝 올렸다가 힘들면 과감하게 확 줄이세요. 다시 편한 상태로 내려와서 하다가 다시 또 살짝 찔러보십시오. 그러면 5초로 머무는 시간이 조금씩 더 길어지겠죠. 이것을 '찌르기'라고 하는데, 살짝 찔러보세요.

아령의 기존 무게가 너무 편해서 살짝 더 보탰는데 힘들 수도 있지 않겠습니까? 우리의 호흡은 초수 단위로 끊어지는 것보다 더 미세하기 때문에 어쩔 수가 없습니다. 그래서 이렇게 적응해가는 시간을 '찔러보기 시간'이라고 부릅니다.

적응이 좀 되어서 5초-5초가 할만해 지면 어떻게 해야 할까요? 그다음부터는 "나는 이제 더 이상 초수를 안 늘린다."라고 생각하십시오. 안 그러면 자꾸 늘리고 싶은 욕심에 5초-5초에 안주하지 못합니다. 마음을 완전히 고쳐먹고, "나는 이제부터 5초만 사랑할래. 6초는 싫어." 하고 5초만 계속하다 보면 5초가 빨리 다져지고 재미있어집니다.

이렇게 해서 5초가 아주 편해지면 그 다음에는 다시 마음을 고쳐먹으십시오. "5초는 됐어. 나는 이제 6초로 올라갈래." 이렇게 6초를 찔러보다가 6초가 점점 다져져서 할만해 지면 "이제는 6초만 할래." 하고 6초만 또 다집니다. 그렇게 1시간을 해도 편안하면 다시 7초로, 이렇게 살짝살짝 올려가면 됩니다.

무작정 초수를 올리는 것이 아니라, 초수를 올릴 때마다 '깨어있음'과 '호흡'의 상관관계가 실제로 어떠한지를 보아야 합니다. 호흡이 길어질수록 참나 상태가 어떻게 변하는지를 살펴보십시오. 호흡을 익히는 것이 실질적으로 나의 심신과 깨어있음에 어떤 영향을 주는지를 계속 확인하면서 진행해가면 훨씬 더 힘이 납니다.

그냥 깨어있는 것보다 에너지가 충만한 상태로 깨어있는 것이 훨씬 좋습니다. "나는 초수를 늘렸는데 전혀 좋아지는 게 없더라." 그러면 하지 마십시오. 돈이 드는 것도 아니니 그냥 직접 해보면 됩니다. 조금만 시간을 내서 한번 해보시기 바랍니다. 이게 나름 보약 이상의 효과를 발휘할 것입니다. 그렇게 활용하시기 바랍니다. 여기까지 마치겠습니다. (녹취 : 박우성, 편집 : 안현)

유튜브(YouTube) : 단학 호흡법 강의

이 책이 나오는 데 적극적으로 후원해 주신 〈강선자, 강정희, 김근영, 김동훈, 김승경, 김아린, 문귀남, 박상민, 손미자, 신동욱, 심성희, 양원용, 윤희근, 이병희, 이선경, 이선복, 이순채, 이승진, 이은순, 이종원, 정우준, 허남성〉님과 그밖에도 익명으로 후원을 해 주신 많은 분들께 진심으로 감사드립니다.

윤홍식

홍익학당 대표이며, 제19대 대통령선거에서 홍익당 후보로 출마하였다. 동서양 인문학의 핵심을 참신하면서도 알기 쉽게 유튜브를 통해 전 세계에 알리고 있는 인기 있는 젊은 철학자이자 양심경영 전문가이다. 홍익학당 유튜브 채널의 구독자 수는 11만 명을 돌파했으며, 4,700여 개의 인문학 강의 조회 수는 7,300만에 달한다. 연세대학교 사학과 및 동 대학원 철학과를 졸업한 후 홍익학당과 출판사 봉황동래를 운영하고 있으며, 고전콘서트·견성콘서트·양심캠프 등을 열고 있다. 서울시 시민대학에서 노자 도덕경을 강의했고 삼성, LG 등 일반기업과 법무부, 중소기업 진흥청, 우정청 등 공공기관에서 고전을 통한 윤리교육과 양심리더십 교육을 맡았다. 또 KBS, EBS, BBS, WBS 등 방송 매체에서도 활발하게 활동 중이다. 다양한 강의를 통해 양심리더십과 몰입의 해법을 전하고 있으며, 국민 전체의 인성교육을 위하여 『양심노트』를 만들어 보급하고 있다. 저서로는 『대학, 인간의 길을 열다』, 『윤홍식의 용호비결 강의』, 『이것이 인문학이다』, 『선문답에서 배우는 선의 지혜』, 『양심이 답이다』, 『내 안의 창조성을 깨우는 몰입』, 『노자, 무위경영의 지혜』 등이 있다.

초보자를 위한 단학

지은이　윤홍식
초판 발행　2005년 9월 4일
개정증보판 발행　2015년 1월 11일
개정증보판 4쇄　2021년 10월 3일
펴낸곳　봉황동래
펴낸이　윤홍식
출판등록　제313-2005-00038호
등록일자　2005년 3월 10일
주소　서울 마포구 마포대로 86, 522호(도화동, 창강빌딩)
전화　02-322-2522
팩스　02-322-2523
홈페이지　www.bhdl.co.kr

ISBN 978-89-94950-03-7 (03150)

값: 16,000원

디자인은 엔드디자인이 꾸몄습니다.
책값은 더 좋은 책을 만드는 데 사용됩니다.